近视手术有问必答

JINSHI SHOUSHU YOUWEN BIDA

主　编　王丽强　葛　梅　刘忠兰

副主编　梁紫岩　王　群

编　者（以姓氏笔画为序）

方逸凡　杨昆昆　孟晓丽　蒋燕飞

河南科学技术出版社

郑　州

内容提要

　　作者针对屈光不正患者最关心的问题，以问答的形式介绍了眼科手术的相关知识。内容包括眼的解剖与生理知识、屈光不正的原因和矫治方法、激光在眼科的应用、屈光手术的术前准备与手术过程及适应证、术中注意事项和并发症的预防及处理，以及回答患者关心或困惑的各种问题。本书内容精练，叙述详尽，适合眼科专业人士及大众读者学习参考。

图书在版编目（CIP）数据

　　近视手术有问必答/王丽强，葛梅，刘忠兰主编. —郑州：河南科学技术出版社，2022.5
　　ISBN 978-7-5725-0792-2

　　Ⅰ.①近… Ⅱ.①王…②葛…③刘… Ⅲ.①近视—眼外科手术—问题解答 Ⅳ.① R779.6-44

　　中国版本图书馆 CIP 数据核字（2022）第 065299 号

出版发行：河南科学技术出版社
　　　　　　北京名医世纪文化传媒有限公司
　　　　　　地址：北京市丰台区万丰路 316 号万开基地 B 座 115 室　邮编：100161
　　　　　　电话：010-63863186　010-63863168
策划编辑：张利峰
文字编辑：周文英
责任审读：周晓洲
责任校对：张　娟
封面设计：吴朝洪
版式设计：艺澜轩
责任印制：程晋荣
印　　刷：河南省环发印务有限公司
经　　销：全国新华书店、医学书店、网店
开　　本：850mm×1168mm　1/32　**印张**：3.5　**字数**：80 千字
版　　次：2022 年 5 月第 1 版　　2022 年 5 月第 1 次印刷
定　　价：48.00 元

主编简介

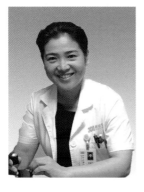

王丽强

解放军总医院眼科医学部副主任，主任医师、教授，博士生导师，南开大学、同济大学、暨南大学兼职博士生导师。国家重点研发计划干细胞和再生项目首席科学家，五洲女子科技奖获得者，全国创新争先奖牌团队成员。中华医学会眼科分会角膜学组委员，中国医师协会眼科医师分会青年委员会副主任委员，北京医学会眼科分会委员兼秘书，中国女医师协会眼科分会常委。中华眼科杂志、中华实验眼科杂志通讯编委。

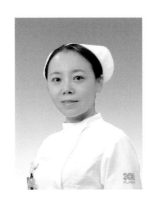

葛梅

主管护师，高级验光技师，国际角膜塑形学会亚洲分会会员。在解放军总医院从事眼科护理工作15余年，业务熟练，有丰富的临床经验，为资深带教教师。主编《眼科护理教学查房》（第3版），发表核心期刊文章3篇，发明专利3项，参与基金项目1项"科技部重大仪器研发项目子任务：飞秒激光切割晶状体的原理及光量效关系研究"。

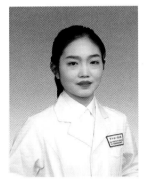

刘忠兰

主治医师。擅长屈光不正、白内障、角膜疾病、泪道疾病等诊断与治疗。获达州市科技进步三等奖，发明实用型专利 1 项，有多篇论文在学术刊物发表。

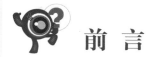

前　言

　　角膜屈光手术是矫正屈光不正的重要术式之一。自 20 世纪 80 年代开始应用于临床以来，在我国应用已有 20 多年的历史。从最早准分子激光屈光性角膜表面切削术到近年来的飞秒激光、个性化手术和 SMILE 全飞秒激光手术方式与设备的不断更新，其安全性、有效性越来越得到人们的认可。据统计，截至 2016 年底，中国角膜屈光手术量每年 > 50 万例。屈光不正患者也越来越关注屈光手术的相关知识。

　　临床上经常遇到很多屈光不正的患者或者对屈光手术感兴趣的患者心中可能对于疾病和手术有很多疑问和困惑，渴望了解更多的相关知识，因此编者根据多年的临床实践经验编写成此书，力求简明扼要，通俗易懂。书中以一问一答的形式解答了屈光不正患者关心的对于疾病和屈光手术的基本知识，并对术前筛查、术中注意事项和术后并发症的预防和处理及用药指导等进行了详细解答。本书实用性强，希望它能有助于低年资眼科医师、医学生和屈光不正患者加深对屈光手

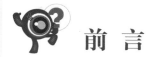

术的认识和了解。

由于编者学识所限,对于书中不当之处,期望广大同道和读者予以批评指正。

编　者

2022 年 2 月 于北京

目 录

第 1 章 眼的解剖与生理

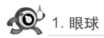

1. 眼球

　　眼是视觉器官，由眼球及其周围协助眼球运动和保护眼球的附属器、视路和视中枢组成。眼球主要分为两部分，即屈光系统和感光系统，前者包括角膜、晶状体、玻璃体，后者为视网膜。

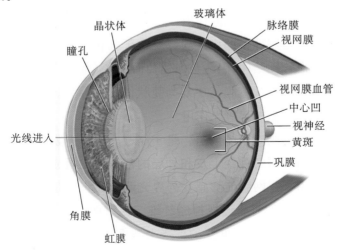

（1）眼球壁

眼球壁由内、中、外三层膜构成，外层为角膜和巩膜，中层为葡萄膜，内层为视网膜。

角膜位于眼球前部，是屈光间质的主要组成部分，它占眼球表面积的 1/6，既是眼球的外屏障，又是光线进入眼球的重要通路，中国人通常所说的黑眼珠即是指角膜。成人男性平均角膜横径为 11 ～ 12mm，垂直径为 10 ～ 11mm，女性较男性略小，它的屈光度相当于 43D 左右的镜片，是眼球屈光的重要组成部分。角膜以高度的透明性、敏感性和特殊的代谢形式完成正常的生理功能，如果把眼比作照相机，角膜就像相机的镜头，需要始终保持其晶莹剔透。

巩膜占眼外层纤维膜的 5/6，主要由胶原纤维构成。前方连接角膜，后方与视神经周围组织相连。一般巩膜呈白色，但儿童因巩膜较成年人薄，能透见脉络膜的部分颜色，所以呈蓝色，老年人则由于脂肪的沉积，可呈淡黄白色。巩膜结构坚韧，有支持和保护眼内组织的作用。

葡萄膜是眼球壁的中层膜，是位于巩膜与视网膜之间的富含色素的血管性结构，因颜色像葡萄而得名。葡萄膜分为前、中、后三部分，前部为虹膜，中部为睫状体，后部为脉络膜。它犹如照相机的暗箱，起遮光作用。

视网膜为眼球壁的内层，是一层透明的膜，紧贴在脉络膜的内面，由内层的神经上皮和外层的色素上皮组成，有感受光刺激的作用，视网膜能够感受外界光刺激并将刺激信号转化为光化学信号，进而通过视神经纤维、视束向后传递到视皮层，形成视觉。视网膜上重要的标志有视盘和黄斑。黄斑是视网膜上视觉最敏锐的地方。距离黄斑鼻侧约 3mm 可见一大小为 1.5mm×1.75mm 橙红色略呈竖椭圆形的盘状结构，临床上称为视盘，是视网膜上视觉神经纤维汇集并传出眼球的部位，其中央有小凹陷区，称为视杯，视盘上有视网膜中央动脉和静脉通过，并分支走行在视网膜内。

（2）眼球内容物

眼内容物包括房水、晶状体和玻璃体，三者均透明而又有一定屈光指数，通常与角膜一起统称为眼的屈光介质。

房水是眼内透明液体，由睫状体的睫状突上皮产生，进入后房，越过瞳孔到达前房，再从前房的小梁网进入 Schlemm 管，最终进入睫状前静脉，回流到血液循环中。房水充满后房和前房，总量为 0.15～0.3ml，其主要成分是水，占房水总量的 98.75%。房水来源于血浆，但其化学成分不同于血浆。房水处于动态循环中，如果房水循环通道任何部位受阻，将导致眼压升高。

晶状体位于玻璃体前面，周围由晶状体悬韧带与睫状体相连，呈双凸透镜状，富有弹性，是眼的主要屈光介质，具有屈光、调节和吸收紫外线保护视网膜的作用。老年人晶状体弹性减弱，调节力减退，难以看清近处物体，称为老视；如果晶状体由于各种原因造成其部分或全部混浊，则形成了白内障。

玻璃体为无色透明的胶体，位于晶状体与视网膜之间，充满在晶状体后面的空腔里，占眼球内容积的 4/5，成年人的玻璃体约 4.5ml。玻璃体由水、胶原和透明质酸组成，具有屈光功能、固定视网膜的作用，如果玻璃体脱失、液化或变性，不但影响其透明度，而且易导致视网膜脱离。玻璃体的代谢较为缓慢，不能再生。随着年龄的增长，规则排列的胶原纤维开始变形，黏弹性下降，玻璃体的胶原支架结构逐渐塌陷或收缩，水分析出，玻璃体凝胶逐渐成为液体，称为玻璃体液化，主要表现为飞蚊症。

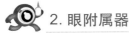 **2. 眼附属器**

眼附属器包括眼睑、结膜、泪器、眼外肌和眼眶。具有保护、支持眼球运动的作用。

（1）眼睑

眼睑是覆盖于眼球表面的软组织，分为上、下两部分，有保护眼球的作用，保护角膜免受外伤和防止刺眼的强光进入眼内。眼睑的组织结构由外向内分为皮肤、皮下疏松结缔组织、肌层、纤维层和结膜。上睑皮肤有一沟，称上睑沟即为双重睑。眼睑的游离缘称睑缘，是皮肤和黏膜的交界处，睑缘前唇有 2～3 列睫毛，后唇有一行排列整齐的睑板腺导管开口。眼睑是体内血液供应最好的组织之一，因此具有高度的再生和修复能力。眼睑皮肤是人体最薄的皮肤，眼睑皮肤薄而富于弹性，以适应眼睑运动的需要。眼轮匝肌和上睑提肌协调配合，使眼睑与眼球表面紧密贴合又开闭自如。眼睑反射性闭合动作可以使眼球避免强光刺激和异物侵害。同时经常性的瞬目运动可及时去除眼球表面的尘埃或微生物，将泪液均匀地散布于角膜表面，形成泪膜，防止角膜干燥。睑缘前端长有睫毛，可以遮挡灰尘及减弱强烈光线的刺激。

（2）结膜

结膜为一连续眼睑与眼球间的透明的薄层黏膜，覆盖于眼睑后表面和眼球前表面。按解剖部位结膜分为睑结膜、球结膜和二者移行部的穹窿结膜三部分。有保护和便于眼球移动的作用。结膜内含有丰富的血管和神经末梢，并有少量的黏液腺，能分泌黏液，润滑眼球，以减少睑结膜和角膜的摩擦，作为黏膜相关淋巴组织，可以促进免疫应答的发生，阻止病原体进入眼内。

（3）泪器

泪器包括分泌泪液的泪腺和排泄泪液的泪道。

泪腺位于眼眶外上方的泪腺窝内，长约 20mm，宽 12mm，约有拇指盖大小，借结缔组织固定于眶骨膜上，泪腺是外分泌腺，产生浆液，每腺体含腺细胞和肌上皮细胞。此外尚有位于穹窿结膜的 Kause 腺和 Wolfring 腺，分泌浆液，称副泪腺。

泪道包括泪小点、泪小管、泪囊和鼻泪管。其中泪点是泪液引流的起点，泪小管为连接泪点与泪囊的小管。泪囊位于泪囊窝内，上方为盲端，下方与鼻泪管相连接，鼻泪管位于骨性鼻泪管内，上接泪囊，向下后稍外走行，开口于下鼻道，全长约 18mm。泪液排出到结膜囊后，经眼睑裂瞬目运动分布于眼

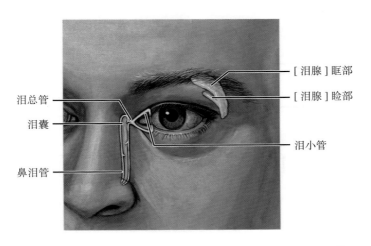

泪总管
泪囊
鼻泪管
[泪腺]眶部
[泪腺]睑部
泪小管

球的前表面，并汇聚于内眦处的泪湖，再由接触眼表面的泪点和泪小管的虹吸作用，进入泪囊、鼻泪管到鼻腔，经黏膜吸收。

泪液不仅能洗刷眼球表面以维持其清洁，还能保持角膜的湿润。泪液中的溶菌酶能抑制细菌的生长繁殖，对眼球起保护作用。正常状态下泪液每分钟分泌 1.2μl，如超过 100 倍，即使泪道正常亦会出现溢泪。当眼部遭到外来有害物质刺激时，则反射性地分泌大量泪液，以冲洗和稀释有害物质。

（4）眼外肌

眼外肌是附着于眼球外部的肌肉，是司眼球运动的横纹肌，每眼各有 6 条，按其走行方向分为直肌和斜肌，直肌 4 条即上、下、内、外直肌，斜肌 2 条即上斜肌和下斜肌。任何眼球运动均不是单独某条眼外肌的作用，而是通过所有眼外肌共同完成。

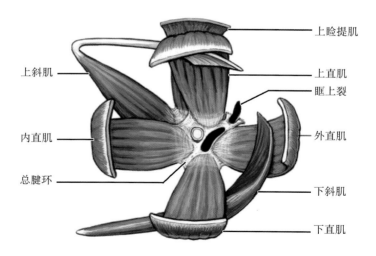

（5）眼眶

眼眶是容纳眼球等组织的类似四边锥形的骨腔，由 7 块颅骨组成，包括额骨、筛骨、泪骨、上颌骨、蝶骨、颚骨和颧骨，左右各一，互相对称，成年人眶深 4 ～ 5cm，容积为 20ml。眶尖有视神经孔和眶上裂两个重要通道。视神经孔有视神经和眼动脉通过；眶上裂位于视神经孔外侧，第Ⅲ、Ⅳ、Ⅵ对脑神经、感觉神经、自主神经，以及眼静脉均由此裂通过。眼眶内侧壁前方有泪囊窝，泪囊位于窝内。泪囊窝前缘为泪前嵴，后缘为泪后嵴，下方接骨性鼻泪管，为泪囊手术时重要的解剖标志。

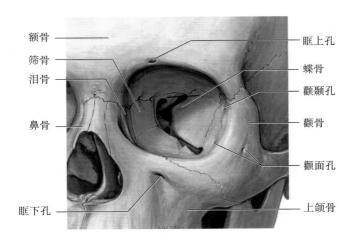

眼眶由 4 个壁组成：上壁、下壁、内侧壁和外侧壁。其中眼眶外侧壁较厚，其前缘稍偏后，眼球暴露较多，有利于外侧视野开阔，但也增加了外伤机会。其他 3 个壁骨质较薄，较易受外力作用而发生骨折，且与额窦、筛窦、上颌窦毗邻，在鼻窦病变时可累及眶内。眼眶的特殊解剖结构为眼球提供了良好的保护，但在一些外伤或疾病状态下，因其解剖空间局限且狭小，容易导致眼眶内压力升高，进一步会导致视神经的压迫，表现出视力受损症状，此时需要专科医师紧急处理。

第2章 角膜的解剖、生理与病理

 1. 角膜的解剖

（1）大体解剖

角膜位于眼球的最前端，与巩膜一起构成眼球最外层的纤维膜，是无色素、无血管、神经丰富的透明薄膜，质地坚韧，对眼球有重要的保护作用。角膜前表面面积约占眼球总面积的1/6，其形态从前面看呈横椭圆形。

成年男性角膜横径平均值为 11.04mm，女性为 10.05mm，垂直径平均值男性为 10.13mm，女性为 10.08mm，3 岁以上儿童的角膜直径已接近成年人。中央瞳孔区约 4mm 直径的圆形区内近似球形，其各点的曲率半径基本相等，而中央区以外的中间区和边缘部角膜较为扁平，各点曲率半径也不相等。从角膜前面测量，水平方向曲率半径为 7.8mm；垂直方向为 7.7mm，后部表面的曲率半径为 6.22 ～ 6.8mm，角膜厚度各部分不同，中央部最薄，厚度为 0.5 ～ 0.55mm，周边部约为 1mm。角膜厚度值是角膜屈光手术的重要指标，术前准确测量角膜厚度对行角膜屈光手术有重要的指导意义。角膜厚度测量的设备主要有非接触式角膜内皮细胞镜、Orbscan 裂隙扫描角膜地形图、Pentacam 眼前节分析测量系统、光学相干断层成像术（OCT）等。

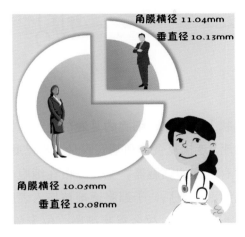

角膜是重要的屈光介质，总屈光力约为 43.25D，占正常人总屈光力（58.60D）的 74%，因此可以通过角膜屈光手术改变角膜的屈光力从而改变眼的屈光状态，达到矫正屈光不正的目的。曲率是反映眼部形态及屈光状态的一项重要指标。目前主要的测量手段有手动曲率计、自动曲率计、角膜地形图及 Pentacam 等。

（2）显微解剖

角膜由前到后分为 5 层，即角膜上皮层、前弹力层、基质层、后弹力层、角膜内皮层。

角膜上皮层：分为细胞层及基底膜，细胞层由内向外又分为：基底细胞层、翼状细胞层和表层细胞层。基底细胞层：为

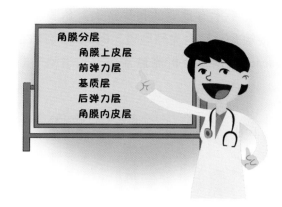

角膜分层
角膜上皮层
前弹力层
基质层
后弹力层
角膜内皮层

一层单层的柱状上皮细胞，细胞的基底部通过连接复合体与前弹力层紧密相连。连接复合体和基底膜是上皮基底细胞的产物。基底细胞内含有丰富的细胞器，主要分布在细胞核上部。翼状细胞层：基底细胞分裂后，子细胞逐渐被挤入表层，因此水平面积比较大，形似翼状，故名翼状细胞，位于角膜上皮中部，在角膜中央部为 2 ～ 3 层，周边部为 4 ～ 5 层，细胞膜相互交错，相互之间以桥粒连接。表层细胞层：为 2 ～ 3 层的扁平上皮细胞，经常脱落，不角化，但细胞器极少。在表层细胞膜上有许多特殊的微皱襞及微绒毛，有支撑和稳定泪膜的作用。基底膜：位于上皮细胞下面，是角膜上皮的产物，与前弹力层连接紧密。

前弹力层：又称 Bowman 膜，厚度为 8 ～ 14μm，为无细胞层，由致密交织的胶原纤维和蛋白多糖组成，该层上有小孔，角膜神经由此到达上皮。

基质层：是人体组织中结构最规整、最透明的一种组织，厚度约 500μm，占角膜厚度的 90%，由胶原纤维、角膜细胞及黏蛋白和糖蛋白等组成。胶原纤维主要包括 Ⅰ 型和 Ⅳ 型胶原，它们有规律的与角膜表面平行排列，形成 200 ～ 250 层胶原纤维板，胶原纤维的有序排列是角膜透明的基础。

后弹力层：又称 Descemet 膜，位于基质层后面，边缘止于房角的 Schwalbe 线，由角膜内皮细胞分泌合成并聚集于细胞层基底面，随着年龄的增长而逐渐增厚。后弹力层由极其细微的胶原微丝构成，主要分布Ⅳ型胶原，很容易与相邻的基质层及内皮细胞分离。

角膜内皮层：位于角膜最内面平均密度为 2570 个 /mm^2，是一层六边形立方上皮，细胞间连接紧密，主要为缝隙连接，具有很好的屏障作用。随着年龄的增长，角膜内皮细胞的密度逐渐降低。

 2. 角膜的生理

（1）角膜上皮

角膜上皮的 3 种细胞通过细胞间连接复合体紧密结合，进行细胞间电化学信号的传播。基底细胞是唯一能够进行有丝分裂的上皮细胞，子代细胞向角膜表面移动，维持与相邻细胞间的连接，直到脱落到泪膜中，5 ～ 7 天上皮更新一次，在一定程度上能抵御化学、微生物等的侵袭。

（2）角膜基质

在人类角膜中数以百计的板层胶原纤维相互叠加，按照均一的中心 - 中心的间距排列，由间距周围的细胞外基质分子间力和水化控制维持。胶原纤维在基质中的这种排列对于它的光学特性十分重要，但胶原纤维缺乏明显的交织和分支增加了角膜基质的膨胀能力。由于细胞外基质还有丰富的亲水性氨基多糖，当水通道开放时，基质有较强的吸水能力。

（3）角膜内皮

角膜内皮是由含40万个细胞的单层组织构成，位于角膜后表面。这些细胞大多呈六边形，具有增大和维持与周围紧密连接的能力，以防止房水过度渗入基质。在出生后无法进行细胞分裂，不能再生。

（4）角膜的营养

角膜的各种细胞积极地参与角膜结构完整性和水化状态调控所需要的功能维持。葡萄糖和糖原是角膜细胞产生能量的最基本物质。大部分的能量来自葡萄糖的代谢途径。所需要的葡萄糖大部分来源于房水，仅有少部分来源于泪膜和角膜缘血管网。正常的角膜细胞的代谢同样需要氨基酸、维生素及其他成分的恒定供应，均主要来源于房水。氧气是已知的角膜代谢需要的物质中唯一不需要由房水提供的。正常情况下，角膜所需要的氧气绝大部分是从大气层溶解在泪膜中扩散而来。睡眠过程中，部分氧气可通过眼睑血管扩散的方式供给前部角膜，内皮细胞则由房水供给。

 3. 角膜的病理

（1）角膜的损伤与修复

角膜上皮损伤后1小时之内邻近未损伤的上皮细胞扩大变平，伸出伪足，移行到角膜上皮的裸露区，发生有丝分裂。6周后上皮细胞与基底膜完全贴紧。麻醉药、抗生素会抑制上皮细胞修复过程中的有丝分裂，而上皮生长因子可促进其修复。

前弹力层（Bowman layer）和角膜基质层损伤将导致瘢痕形成。前弹力层是基质层缩聚成的，因此损伤的修复过程也是相似的，由未损伤的角膜细胞和血液中的成纤维细胞增生修复。修复时先合成氨基葡萄糖聚糖，然后以硫酸软骨素为主，愈合后期角膜基质由角蛋白取代，直至上皮覆盖损伤面，完成这一修复。

角膜内皮损伤后不能再生，靠邻近细胞增长覆盖缺损区。角膜内皮具有角膜 - 房水屏障功能，损伤后角膜实质层和上皮发生水肿，如大泡性角膜病变。

（2）角膜屈光手术对角膜组织的损伤与修复

角膜屈光手术后"上皮屏障被破坏"，上皮 - 基质间相互作用，触发基质中一系列复杂的事件，上皮释放细胞因子诱导受损角膜基质细胞在几分钟内凋亡，并持续数小时。凋亡发生后邻近受损区的存活角膜基质细胞开始增生并迁移至基质，同时激活为成纤维细胞并最终促进肌成纤维细胞的分化，转化而成的肌成纤维细胞合成胶原蛋白和细胞外基质（ECM），直到基底膜阻止细胞因子进入基质而凋亡。基质重塑是角膜屈光手术后修复的最后过程，它可使胶原和蛋白聚糖具有更良好的方向、数量和比例，实现组织从纤维化瘢痕形成到修复的转变。

第3章 屈光不正

 ## 1. 屈光不正的原因

屈光不正是指眼在不使用调节时，平行光线通过眼的屈光作用后不能在视网膜上形成清晰的物像，而在视网膜前或后方成像，它包括远视、近视和散光。

造成屈光不正的原因很多，其中遗传因素是很重要的因素，当然不合理的用眼也是不可忽视的原因。儿童处于生长发育时期，又不注意用眼卫生，如看书、写字的姿势不正确，或者光线不好，造成与书本的距离太近，或看书时间过长，或走路、坐车看书等都可造成眼过度疲劳，促成屈光不正。

 ## 2. 屈光不正的分类

近视是眼在调节松弛状态下，平行光线经眼的屈光系统的折射后焦点落在视网膜之前。轻度或中度近视，除视远模糊外，并无其他症状，在近距离工作时，不需要调节或少用调节即可看清细小目标，反而感到方便。

　　远视是指在调节松弛状态下，平行光线经过眼球折射后成像于视网膜之后的一种屈光状态，当眼球的屈光力不足或其眼轴长度不足时就产生远视。为了看清近物，要利用调节力量把视网膜后面的焦点移到视网膜上，一般用凸透镜矫正，故远视眼经常处于调节状态，易发生眼疲劳。

　　散光是眼睛的一种屈光不正常表现，与角膜的弧度有关。平行光线进入眼内后，由于眼球在不同子午线上屈光力不等，不能聚集于一点（焦点），也就不能形成清晰的物像。散光眼借助调节作用或者移动目标到眼之间的距离都不能形成清晰的物像，只有佩戴合适的柱镜，才能在视网膜上形成清晰的物像。按照表现形式可将散光分为规则散光和不规则散光，前者可以用镜片矫正，后者无法用镜片矫正。

3. 屈光不正的验光方法

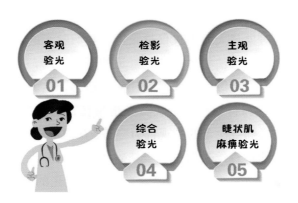

（1）客观验光

客观验光，不需要被检查者的主动反馈，而是通过计算机验光仪或者检影镜对被检查者的屈光状态进行判断，是主观验光的基础。计算机验光仪具有快速、简单、直观的优点，但是客观验光易受到眼调节因素、检查设备的精准度等因素影响，导致被检查者的结果与实际屈光度存在一定的差异。

（2）检影验光

检影是一种客观测量眼球屈光状态的方法，我们利用检影镜将眼球内部照亮，光线从视网膜反射回来，这些反射光线经过眼球的屈光成分后必须是发生变化的，通过检查反射光线的变化可以判断眼球的屈光状态。检影法是通过对反射光线的主观理解而达到客观判断的结果，其结果提供一个有价值的验光起始参考数据，但不能直接用于开镜片处方，因为检影镜的结果并不能表达被检查者主观感受和视觉评定。一个规范的验光必须是客观方法后由主观方法验证，有经验的验光师通常花几分钟的时间做检影，花较长时间做主观验光和调整。

（3）主观验光

验光的对象是人而不仅仅是眼球，我们验光的最终目的是为患者找到既能看清物体又使眼舒适的矫正镜片，既能看到他需要的一切又能持续使用眼而无任何不适感，这就体现了主观验光的重要性和科学性。主观验光是指在客观验光的基础上，检查者直接根据被检者的主观视力应答、视力水平和视力变化，对客观验光的检查结果做进一步精确和完善的验光方法。客观验光是主观验光的起点，主观验光为客观验光的补充和完善，两者互补。主观验光主要分为插片法和综合验光仪法。

（4）综合验光

综合验光是眼视光领域检查及诊断方法的一种工具，在眼科中已将综合验光纳入医学验光的范畴。通过多年的临床使用，其特点是准确性高、简便、快捷、使用性强。综合验光仪不仅被用于验光，也用于隐性斜视等视功能的检查。

（5）睫状肌麻痹验光

人眼具有调节能力，随着年龄的增长，调节逐渐减弱，儿童的调节能力最强。人眼的调节直接影响屈光度的检测，为了准确获得眼调节静止状态下的屈光度数，我们需要做睫状肌麻痹验光（特别是儿童），又称为散瞳验光。散瞳验光又分为快速散瞳验光和慢速散瞳验光。常用的散瞳药物有复方托吡卡胺滴眼液、阿托品眼用凝胶。

 4. 屈光不正的矫治方法

矫正或治疗屈光不正的方法目前主要分为三种类型：框架眼镜、角膜接触镜和屈光手术。

（1）配镜

主要分为框架眼镜和角膜接触镜两种。

框架眼镜是日常最常见的一种眼镜，有标准和定制的单光眼镜、双焦和渐进多焦点眼镜。主要类型包括球镜、柱镜和球柱镜，球镜用于矫正近视和远视，柱镜用于矫正散光。框架眼镜的主要优点为安全、简便、经济。

角膜接触镜又称为隐形眼镜。能够更好地保持双眼视，使用起来安全、方便、美观。主要包括软性接触镜、硬性接触镜

（RGP）和 OK 镜。

（2）屈光手术

屈光手术是通过手术的方式来改变眼的屈光状态，包括角膜屈光手术、眼内屈光手术和巩膜屈光手术。

第4章 屈光手术的分类

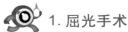

1. 屈光手术

屈光手术主要包括角膜屈光手术、眼内屈光手术和巩膜屈光手术。

角膜屈光手术是在角膜上施行手术来改变眼的屈光状态。眼内屈光手术是在晶状体和前房施行手术以改变眼的屈光状态，又可分为两大类：一类为摘除晶状体，如白内障摘除合并人工晶体植入术、透明晶状体摘除合并人工晶体植入术；另一类为保留自身晶状体，如虹膜支撑的人工晶体、后房型人工晶体等。

2. 角膜屈光手术

角膜屈光手术根据是否采用激光分为非激光性和激光性手术两大类。

非激光手术包括：放射状角膜切开术（RK）、角膜基质环

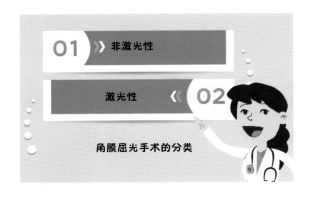

植入术（ICRS）、散光松解术（AK）等，但此类手术已大部分淘汰，被激光手术替代。

激光性手术主要包括：准分子激光屈光性角膜切削术（PRK）、准分子激光原位角膜磨镶术（LASIK）、乙醇法准分子激光上皮瓣下角膜磨镶术（LASEK）、前弹力层下激光角膜磨镶术（SBK）、机械法准分子激光上皮瓣下角膜磨镶术（Epi-LASIK）、飞秒激光 LASIK（Femto-LASIK）、经上皮准分子激光屈光性角膜切削术（Trans PRK）、飞秒激光角膜基质内微透镜取出术（FLEx）、飞秒激光小切口角膜基质微透镜取出术（Femto-SMILE）等。

第5章 激光在眼科领域的应用

1. 激光基础知识

1965 年激光首先进入医学的眼科领域，至今已有 50 余年，激光在眼科的应用仍在不断发展。起初激光用于治疗眼底病，逐渐发展到激光治疗青光眼、后发性白内障等。20 世纪 80 年代准分子激光的问世，开创了激光角膜屈光手术的时代。

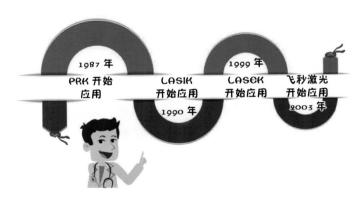

角膜屈光手术是指采用手术的方法将角膜重新塑形，改变角膜的屈光力，以达到矫正屈光不正的目的。1987 年，准分子

激光屈光性角膜切削术（PRK）开始用于矫正近视。1990年，结合了角膜磨镶术和准分子激光屈光性角膜切削术的准分子激光原位角膜磨镶术（LASIK）开始兴起。1999年，首次报道了一种介于LASIK和PRK之间的术式，称为准分子激光上皮下角膜磨镶术（LASEK），术中使用20%的乙醇制作角膜上皮瓣，使用角膜上皮刀代替乙醇制作上皮瓣，则称为机械法准分子激光角膜上皮瓣下角膜磨镶术（Epi-LASIK）。2003年，超高频率的飞秒激光开始代替传统的显微角膜板层刀用于角膜瓣的制作，这种手术称为飞秒激光辅助准分子激光原位角膜磨镶术（femtosecond laser-assisted laser in situ keratomileusis，FS-LASIK）。

 ## 2. 准分子激光的基础知识

准分子激光器（excimer laser）产生于1975年，原意是"受激发的二聚体"，是由惰性气体和卤素两种元素组成。准分子激光是指受激二聚体所产生的激光，之所以称其为准分子，是由于它不是稳定的分子，而是在激光受到外来能量的激发所引起的一系列物理及化学反应中曾经形成但转瞬即逝的分子。其准分子激光的切削作用由发射、组织吸收、组织分子的断键、组织被切削四部分组成。切削应用紫外波段激光，临床上常用193nm的氟化氩准分子激光做角膜切削。因此准分子激光治疗近视就是利用准分子激光在角膜上削去薄层的角膜组织。

3. 准分子激光设备

目前常见的准分子激光系统为 Technolas 217z 系统、VISX Star S4 操作平台、WaveLight 鹰视酷眼准分子激光器、SCHWIND AMARIS 准分子激光器。

Technolas 217z 系统可以应用 PlanoScan 软件进行传统的准分子激光治疗，也可通过 Zyoptix 软件进行波前引导的激光治疗。Technolas 217z 准分子激光系统拥有先进的眼球跟踪 ACE 和虹膜定位系统。

AMO VISX Star S4（5.22 版本）准分子激光平台装备 Active Trak 主动跟踪系统可进行传统 LASIK 手术还能进行个性化手术。

WaveLight 鹰视酷眼准分子激光器可联机使用进行波前优化 LASIK 手术，结合分析仪，联机使用可以进行波前像差的个体化手术。

SCHWIND AMARIS 为第六代准分子激光器，拥有 750Hz 和 500Hz 两个机型。技术先进性在于自动能量密度水平调节、光斑小、能智能化热效应控制下工作、主动跟踪系统可以同时监测角膜缘和瞳孔，实时厚度测量等特点。

 4. 准分子激光在眼科的应用

准分子激光在眼科临床上主要应用于：①治疗近视、远视、散光；②治疗角膜不规则散光、复发性角膜上皮糜烂、角膜浅层瘢痕及大泡性角膜病变等。

其中近视治疗原理为：通过准分子激光切削角膜中心部，使角膜中央表面变平，屈光力减弱，外界物体的光线通过角膜折射后，焦点后移至视网膜上。切削的深度和范围则由具体的屈光度所决定，从而达到矫正近视的目的。

 ## 5. 飞秒激光的基础知识

飞秒激光是自 1960 年第一台激光器诞生以来，过去 20 年间由激光科学发展起来的最强有力的新工具之一。飞秒激光由于脉冲持续时间短、瞬时功率大、聚焦尺寸小的特点，使得其在超快、超强和超精细领域有着广阔的应用前景。飞秒脉冲目前已经达到了 4 fs 以内（可见光—近红外波段），最直接应用是利用它作为光源，形成多种时间分辨光谱技术和泵浦／探测技术。它的发展直接带动物理、化学、生物、材料与信息科学的研究进入微观超快过程领域，并开创了一些全新的研究领域，如飞秒化学、量子控制化学、半导体相干光谱等。飞秒脉冲又是如此之强，采用多级脉冲放大技术获得的最大脉冲峰值功率可达到太瓦甚至帕瓦量级，可聚焦强度比太阳辐射到地球上的全部光聚焦成针尖般大小后的能量密度还要高。用飞秒激光进行手术，没有热效应和冲击波，在整个光程中都不会有组织损伤，这些特点使得飞秒激光在生物细胞方面得到广泛的应用。飞秒激光是以极低的能量瞬间在极小的空间内产生极高的能量密度，使组织电离，产生等离子体，组织中便形成微泡。

6. 飞秒激光系统

目前主要用于屈光手术的飞秒激光系统有 4 种，其中 VisuMax 是新一代的飞秒激光系统，是目前唯一可实现全程飞秒激光屈光手术的飞秒激光仪，但其尚缺乏足够的临床经验。Intralase 是装机数量最多，临床经验最丰富的飞秒激光系统，在安全性和技术支持方面占有优势，但其飞秒激光技术较陈旧。DaVinci 飞秒激光系统的激光性能和便携性优于其他三种飞秒激光系统，但几何形状切削灵活性的不足使其目前只能作为单纯的制瓣器。FEMTEC 飞秒激光系统文献报道较少，无明显优势。

 ## 7. 飞秒激光在眼科的应用

飞秒激光在屈光手术领域的发展非常迅速。2001 年经过美国 FDA 批准，飞秒激光首次应用于 LASIK 角膜瓣的制作。2010 年美国超过 50% 的 LASIK 手术由飞秒激光完成。近 10 年，飞秒激光技术更是取得了很大的飞跃式发展，除了制作角膜瓣飞秒激光还可以制作角膜基质环，并可用于角膜移植手术和白内障手术。

飞秒激光 LASIK 制作角膜瓣则是通过一个菲薄的负压吸引环将角膜压平，激光在负压环下一定距离的角膜基质中聚焦，聚焦处角膜组织形成微泡，无数个微泡相连进而形成微腔，最后激光在微腔边缘进行由下而上的聚焦，使微腔与外界相通，从而形成一个完整的角膜瓣。制瓣过程完全由计算机控制，切削的角膜瓣厚度均匀一致。

角膜瓣是引起术后高阶像差增加的主要原因之一。传统 LASIK 术中使用的机械板层角膜刀，对角膜瓣的厚度仍具有相对较低的预测性，术中潜在卡刀、角膜瓣不规则等危险因素，飞秒激光则显示出比机械角膜刀更大的安全性。用飞秒激光制作角膜瓣不仅可以准确地切割出统一的厚度，而且瓣的大小、厚度、边缘角度、蒂宽和定位都可以个性化设计。吸引压力明显比使用机械系统时低，提高了患者的舒适度。利用飞秒激光制作一种锥形切口并带有位置蒂的新型的角膜瓣，这种切割方式可以增加术后角膜瓣的稳定性。更精确和更安全的角膜瓣可最大限度地减少角膜瓣带来的像差，从而提高波前像差手术的效果。

第6章 角膜屈光手术的术前准备

 ## 1. 角膜屈光手术的术前检查项目

角膜屈光手术术前检查项目为：视力、眼位和眼球运动、客观验光、综合验光、散瞳验光、眼压、优视眼、角膜地形图（包括暗瞳直径）、角膜厚度（包括角膜前后表面形态分析）、眼轴测量、外眼检查、眼底检查、裂隙灯检查、干眼系列、AB超、对比敏感度和全眼波前像差等。

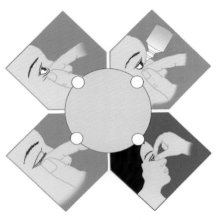

正确滴入眼药水

2. 角膜屈光手术的患者准备

患者进行角膜屈光手术之前须屈光状态稳定 2 年，每年变化在 ≤ 0.5D 之内，年龄在 18 周岁以上。佩戴隐形眼镜者：软性角膜接触镜需停戴至少 1 ～ 2 周，硬性角膜接触镜需要至少停戴 4 周，OK 镜佩戴者需要至少停戴 3 个月。患者须与其手术医师充分沟通，了解术式、预后及可能出现的手术并发症等相应情况。患者在术前 3 天须使用抗生素滴眼液点术眼。同时若患者存在全身疾病应先积极治疗全身疾病，病情稳定后根据情况再考虑手术。

第7章　角膜屈光手术的适应证

　　屈光手术的目标是减少在日常活动中对隐形眼镜或眼镜的依赖。可采用的手术技术和方法很多，都需要精确的术前评估来确定最佳手术方案并确保每位患者的最佳结果。

　　屈光手术可大致分为角膜手术、眼内手术和巩膜屈光手术。角膜屈光（角膜）手术包括非激光手术和激光手术。眼内屈光手术包括有晶状体眼人工晶体植入和白内障手术，或屈光性晶状体置换术植入单焦点、环面、多焦点、可调节或扩展深度的人工晶体。每种技术各有优缺点，应根据患者具体情况而定。本章介绍与屈光手术相关的角膜屈光手术。

　　激光角膜屈光手术是目前矫正屈光不正最主流的手术。激光角膜屈光手术按手术时角膜切除的部位分为激光表层角膜屈光手术和激光板层角膜屈光手术，SMILE 是一种特殊的激光板层角膜屈光手术；按手术时角膜切除的方式分为标准化的常规激光角膜屈光手术和波前像差引导或角膜地形图引导的个性化的激光角膜屈光手术。这些手术联合核黄素角膜交联可以为薄角膜、角膜地形图异常的患者提供更安全的保障。因此，在激光角膜屈光手术多元化发展的时代，如何选择最适合自己的激光角膜屈光手术方式是每一位选择近视矫正手术的患者共同关注的问题。

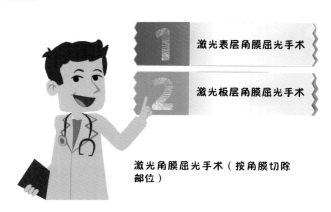

激光表层角膜屈光手术

激光板层角膜屈光手术

激光角膜屈光手术（按角膜切除部位）

 ## 1. 不同年龄屈光手术方式的选择

未成年人的度数很可能还不太稳定，需要等到成年后、连续 2 年屈光度变动不大时再选择手术。表层角膜屈光手术后年轻患者伤口愈合增生能力较强，术后出现角膜上皮下雾状混浊（haze）的风险较大，因此建议较大年龄的患者更为适宜。超过 45 岁甚至在 40 岁时，眼就开始迈入"老花眼"的进程，这个时候如果通过手术完全矫正近视度数，术后老花眼症状很可能会提前，或者变得更明显；如果为减轻老花眼症状而保留一点度数，又容易出现看远不够清晰的情况，故需要斟酌手术方式。

对于年龄较小的近视患者，尤其发病时间短，近几年散光度有进展但急于手术、角膜地形图正常但有圆锥角膜发展可能

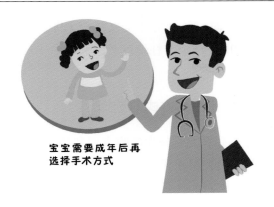

宝宝需要成年后再
选择手术方式

性的患者；或者高度近视，术后角膜生物力学降低较多者；角膜薄、残留角膜厚度小的近视患者；角膜地形图异常但排除圆锥角膜的近视患者；有角膜扩张家族史的近视患者等则可选择角膜屈光手术联合角膜交联术。

 2. 不同屈光度数手术方式的选择

近视－8.00D 以下的近视患者可作为表层角膜屈光手术的选择人群，高度近视患者不建议行此类手术。屈光度和散光度较大的患者出现术后回退的可能性较大，此外出于个性化手术的要求 LASIK 更具优势。全飞秒激光 SMILE 的主要问题是手术适应证有一定的局限性、无法做个性化的角膜切除，如屈光度和散光较大的患者，除特殊需求外，不建议选择 SMILE。

对于近视屈光度数≤－8.00D 的可以选择激光表层角膜屈光手术。

对于近视≤－12.00D，散光≤6.00D，远视≤+6.00D 的患者可选择激光板层角膜屈光手术。

采用 SMILE 时，范围为球镜度数 － 1.00 ～ － 10.00D，柱镜度数≤ － 5.00D，球镜与柱镜度数之和≤ － 10.00D。

 ## 3. 不同职业手术方式的选择

目前的屈光手术主要分为角膜表层和角膜板层两个层面进行。其中，在角膜表层手术不需要制作角膜瓣，这种手术适合有特殊需要的从事对冲性运动职业的人群，也适合有角膜偏薄或者角膜曲率较大等情况的近视人群。此类手术适合低中度的近视患者。

角膜板层屈光手术中需要制瓣，角膜瓣在外力的影响下有可能发生移位、皱褶等风险，所以喜好运动、从事具有对冲性职业的朋友，慎重选择该类手术，手术后要防止眼部被碰撞，以免引发与角膜瓣相关的并发症。

SMILE 手术具有切口小、术后运动不受限等优点，对于从事特殊职业的患者，如特警、运动员等具有很大的优势。

对于一些特殊的职业，如绘画、摄影，以及对夜视力要求高，如长期夜间开车的患者，要优先选择个性化的激光角膜屈光手术。

 ## 4. 不同角膜状态手术方式的选择

由于 SMILE 目前无法做个性化切除，角膜不规则的患者，不建议选择 SMILE。

影响视觉质量最重要的两个屈光成分是角膜和晶状体，如果这种不规则性来源于角膜，可以优先选择个性化角膜手术；如果这种不规则性来源于晶状体，则不建议选择个性化角膜手术。

因角膜病变、外伤或手术后引起不规则散光，适用于地形图引导的个性化的激光角膜屈光手术。

屈光手术后发生视觉质量下降者：如不规则散光、高阶像差增加、偏心切削、中心岛等，再次手术可选择个性化角膜手术。

有皮肤外伤后瘢痕化愈合或有影响伤口愈合的其他全身病史的患者，最好避免选择表层角膜屈光手术。

对于角膜偏薄、睑裂偏小、眼窝偏深等特殊解剖条件不易行板层角膜屈光手术者，可选择表层角膜屈光手术。角膜浅层疾病同时伴有屈光不正的患者也可选择表层角膜屈光手术。

第8章 角膜屈光手术的手术过程

激光角膜屈光手术可以分为角膜表层屈光手术和角膜板层屈光手术两大类。表层手术是先将角膜上皮去除，再行准分子激光切削，根据去除角膜上皮方式的不同表层手术又分为不同的术式；板层手术是先制作一角膜板层瓣，将其掀开后再行激光切削，这两类手术本身都在改进和优化。

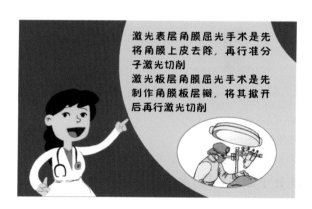

1. 角膜表层屈光手术

角膜表层屈光手术在临床发展有 30 余年，经历了准分子激光屈光性角膜切削术（PRK），乙醇法准分子激光上皮瓣下角膜磨镶术（LASEK），机械法准分子激光上皮瓣下角膜磨镶术（Epi-LASIK）及经上皮准分子激光屈光性角膜切削术（TransPRK）等不同术式，技术不断发展改进，TransPRK 已成为目前角膜屈光手术的主流手术之一。下面将表层手术做一介绍。

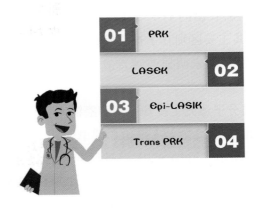

准分子激光屈光性角膜切削术（PRK）

准分子激光屈光性角膜切削术（photorefrative Keratectomy，PRK）操作步骤：首先用物理或化学方法去除角膜上皮，然后用准分子激光消融角膜浅层基质，同时切削角膜前弹力层，以矫正近视、远视或者散光。此法术后疼痛明显，且易诱发角膜上皮增生和修复反应，导致角膜上皮下雾状混浊（haze），术后须常规局部使用激素 4 ～ 6 个月，易产生眼压升高等并发症，从而影响手术预测性和稳定性。目前临床已经被新方法逐步取代。

乙醇法准分子激光上皮瓣下角膜磨镶术（LASEK）

乙醇法准分子激光上皮瓣下角膜磨镶术（laser epithelial keratomileusis，LASEK）是意大利眼科医生 Massimo Camellin 于 1997 年发明的一种手术方式，在 2001 年引进到国内。术中使用 20% 乙醇浸泡角膜表面约 30s，松解角膜上皮层与其下的前弹力层连接，平衡液冲洗完乙醇后将上皮瓣分离，进行准分子激光切削，之后将角膜上皮瓣复位，原来的上皮瓣在术后 2 周内脱落，由新长出的上皮取代。术后要戴角膜绷带镜数天。与 PRK 相比其主要区别在于被移除的上皮会在术后放回原位。但其术后并发症并未明显改善，故此方法目前临床应用已很少了。

机械法准分子激光上皮瓣下角膜磨镶术（Epi-LASIK）

机械法准分子激光上皮瓣下角膜磨镶术（epipolis laser in situ keratomileusis，Epi-LASIK）是目前临床仍在广泛应用的表层手术之一。由希腊医生 Pallikais 等于 2003 年 8 月最先报道。Epi-LASIK 实际上是一种机械制瓣法的 LASEK 手术。术中应用一种高速震荡的塑性"钝刀"分离角膜上皮层，制作一个完整的、带蒂的角膜上皮瓣，然后完成激光切削并将上皮瓣复位。

Epi-LASIK 手术的基本原理是应用特制的微型上皮刀使角膜上皮的基底细胞层与角膜前弹力层（Bowman 膜）分离，然后将上皮翻转。具体方法为：首先眼表麻醉，放置好开睑器，大量必施冲洗术眼并用微海绵吸干，放置负压环，当负压达到 65mmHg（1 kPa =7.5mmHg）后上皮刀开始分离角膜上皮瓣。

然后翻转上皮瓣至鼻侧或上方，进行准分子激光切削。激光结束后立即用必施湿润上皮瓣并复位。术后戴角膜绷带镜数天。Epi-LASIK 制作的角膜上皮瓣厚度仅 60 ～ 80μm，且特别平整，保持了角膜上皮的完整性和存活率，与 LASEK 相比避免了乙醇对角膜上皮及角膜基质的不良反应，减轻了术后疼痛感及角膜并发症，为手术效果提供更高的安全保障。

经上皮准分子激光屈光性角膜切削术（TransPRK）

经上皮准分子激光屈光性角膜切削术（transepithelial photorefrative keratectomy，TransPRK）于 2009 年 10 月进入临床，使准分子激光表层屈光手术进入了新的时代，成为目前角膜表层屈光手术最前沿的手术术式，它是德国 SCHWIND 公司准分子激光设备的专利。由于设计的改进，相较于传统的角膜表层屈光手术，具有以下特点：①只需要一步就可以完成所有治疗。术中采用准分子激光去除角膜上皮，对角膜上皮和屈光不正的切削是连续进行的，缩短了手术操作时间，减少了术中角膜基质脱水的概率，提高了手术的成功率。②光区可调。根据瞳孔直径，治疗光区可以 0.01mm 逐级进行调整，对于远视，光区可以调到 7mm，以减少回退与光晕的风险。③无须使用乙醇或角膜上皮刀，无器械接触眼球，降低了感染的风险，避免了乙醇等化学物质对于角膜组织的不良反应。④ PRK 角膜上皮去除的直径大于屈光切削的直径，而 TransPRK 角膜上皮的切削直径与屈光切削的直径相同，因此术后角膜伤口愈合更快。⑤该准分子激光器的激光光斑最小直径仅为 0.54mm，并且激光光斑呈超高斯分布，可以矫正 6 阶以下的波前像差。⑥激光时，先进行像差消融的屈光不正切削，再进行上皮厚度的切削，其中的 20% 高频进行上皮切削。⑦角膜上皮的切削并非以往 PRK 模式中均匀一致的，因为正常人眼角膜上皮组织中央最薄，厚 50～60μm，周边上皮逐渐增厚，70～80μm。该激光仪的 ORK-CAM 软件充分考虑到角膜中央区域和周边区域的厚度差异，采用了经高频超声测量的人群角膜上皮组织模式，实现了实际切削过程中角膜中央和周边切削厚度的差异性。对于 8 mm 的切削范围，设计的中央角膜上皮切削厚度为 55μm，周边上皮切削厚度为 65μm。⑧考虑到角膜上皮和角膜基质含水量的差异，单一脉冲在角膜上皮层的切削量大于其在角膜基层的切削量，软件对在角膜上皮切削与进行屈光度矫正的角膜基质切削的速率做了不同的设计。TransPRK 属于优化的表层切削术，是最先进的表层手术方式，可一步完成上皮切削和屈光矫正，是目前唯一能避免角膜与任何器械或乙醇接触的手术方式。

阿玛仕独有的手术方式 TransPRK，目前拥有三种机型的器械设备分别为 1050RS、750S、500E。其中国内外应用最多的是 500E，因此款机器出现的最早；而 750S 及 1050RS 因其技术不断更新，所以使用数量也在逐年上涨。

2. 角膜板层屈光手术

角膜屈光手术另一大类术式即角膜板层屈光手术，这也是临床最主流应用最广泛的手术方式。板层角膜屈光手术中，前弹力层下激光角膜磨镶术（sub-bowmankeratomileusis，SBK）属于准分子激光原位角膜磨镶术（laser-in situ keratomileusis，

LASIK）的一种，更多地保留了术后瓣下基质床的厚度，而随后的 Femto-LASIK 则使用了飞秒激光代替显微角膜板层刀来制瓣，减少了角膜瓣相关的并发症。近 10 年发展起来的小切口角膜基质内微透镜取出术（small incision lenticule extraction，SMILE）使用飞秒激光在角膜基质中制作透镜并取出，虽然告别了角膜瓣，但是切削仍在层间进行，也可以归为板层手术。这三种术式均为临床广泛开展的手术，其中 SBK 与 Femto-LASIK，就是通俗讲的 LASIK 及半飞秒手术，两个术式均需要制作角膜瓣，将其掀开暴露角膜基质层后进行准分子激光切削，只是前者使用机械刀制瓣，后者使用飞秒激光制瓣。而 SMILE 手术则全程使用飞秒激光，因此又称全飞秒手术，这是唯一不需要将角膜掀瓣的手术，因此具有独特优势。下面就将以上三种手术逐一介绍。

前弹力层下激光角膜磨镶术（SBK）

前弹力层下激光角膜磨镶术（sub-bowmankeratomileusis，SBK），属于 LASIK 的一种。术中使用 One Use-Plus SBK 微型角膜刀制作超薄角膜瓣，然后再用准分子激光进行切削治疗。SBK 手术与其他机械刀制瓣 LASIK 手术最大的不同之处角膜瓣更薄，角膜瓣厚度在 100μm 左右，几乎就是在角膜的前弹力层下制作角膜瓣，而且瓣更平滑，可控性更高。由于角膜基质的前 1/3 是角膜组织最坚固和最密集的区域，且从前向后逐渐减弱。因此，角膜瓣制作的越厚，术后角膜生物力学削弱也越明显。SBK 制瓣的精确度更高，角膜瓣更为光滑，可以提高视觉质量，而且由于切削位置更浅，使得术后角膜感觉恢复更快。

飞秒激光联合准分子激光原位角膜磨镶术 (Femto-LASIK)

飞秒激光联合准分子激光原位角膜磨镶术 (Femtosecond assisted laser in situ Keratomilleusis, Femto-LASIK)，俗称半飞秒手术，是利用飞秒激光制作角膜瓣，取代了传统 LASIK 手术的微型机械角膜刀，然后再用准分子激光对角膜前表面进行切削，从而达到矫正屈光不正的效果。其精确度与板层刀相比会更高，且有助提高准分子激光治疗近视的安全性，降低手术风险，飞秒激光制作角膜瓣，角膜瓣制作均匀，可地形图引导，Q 值设计等制订个性化手术方式，术后视觉质量更加完美。

小切口角膜基质内微透镜取出术 （SMILE）

小切口角膜基质内微透镜取出术 (small incision lenticule extraction, SMILE)，俗称全飞秒手术，术中无须制作角膜瓣，是近年来利用 VisuMax 飞秒激光治疗近视的新型微创角膜屈光手术方式。VisuMax 飞秒激光是一种超短脉冲激光，它采用弧形角膜压平模式，利用其能在超微空间精确聚焦的特点，按照患者术前的检查数据，在角膜内完成两次脉冲扫描，制作出一角膜基质透镜，由术者经角膜周边小切口取出。手术切口小不用制作和掀开角膜瓣，在很大程度上维持角膜的生物力学特性，术后角膜反应轻、切口愈合快、视觉质量理想、可耐受对抗性运动，远期视力稳定。SMILE 彻底实现了屈光手术无瓣的跨越，使角膜屈光手术从此进入全飞秒时代。

第9章 屈光手术患者的选择

1. 年龄超过 50 岁还能做近视激光手术吗

　　屈光手术年龄无上限要求，只要患者近 2 年屈光度稳定（每年增加＜ 0.50D），屈光介质无明显混浊，角膜中央的厚度＞ 450μm，且相关检查符合近视手术要求的均可手术。40 岁以上的患者需要在手术设计过程中考虑患者老视（花眼）问题，在手术方案上进行个体化设计（Clear-Q），以达到远近距离均具备相对良好的视觉质量。

2. 现在已有老花眼还可以做近视手术吗

　　老花眼是老视的通俗称法，随着年龄的增长，晶体逐渐硬化，弹性减退，睫状肌功能会逐渐减弱，从而引起眼调节功能下降。在角膜屈光手术中，单纯老花无近视的患者是不建议行角膜屈光手术解决老花眼。但是有老花眼又有近视，看远需要佩戴近视眼镜，看近需要佩戴老花镜，想通过手术不佩戴近视眼镜，还是可以考虑手术的。术前检查与其他做近视眼手术的朋友一样，您需要到医院做详细的眼部检查以确定您是否适合这项手术。

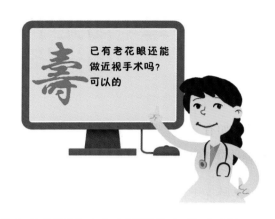

对于已有老花眼同时也有近视的患者可以行 Clear-Q 手术，该术式是针对 40 岁以上，伴有年龄相关性调节不足的屈光不正。通过手术优化单眼视来降低双眼融合困难，并调整 Q 值以增加焦度来帮助患者减轻调节不足引起的老花症状，从而使得手术后几年内看远看近都能有较好的视觉效果。

 ## 3. 既有近视又有散光可以手术吗

人眼能看见东西是因为能看到物体反射来的光线，这些光线经过眼的屈光介质，会发生折射、聚焦，聚焦在视网膜上，被视网膜的感光细胞感受到，便能看见东西。如果光线不能聚焦在视网膜上，而聚焦在视网膜前，则称为近视。如果各方向光线不能聚焦成一个焦点，便会出现焦线或焦面的情况，从而出现视物不清的症状，称为散光。

眼同时存在近视和散光这两种情况，是可以通过手术矫正的，只要年龄过 18 周岁，度数稳定后都可以考虑通过准分子激光手术或者飞秒激光手术的方式矫正近视和散光，对于度数的要求，一般认为近视加散光的度数不超过 − 10.00D 且散光最高可矫正 ≤ +6.00D。当然，还要结合角膜的厚度和形态来判断。但是，如果角膜的厚度偏薄，有可能不能完全矫正或者不适合做激光手术治疗。除了激光手术以外，还可以选择眼内屈光手术矫正，如有晶体眼后房型人工晶体植入术（ICL），也需要经过详细的检查之后，根据具体的情况选择适合手术的方案。

4. 远视可以手术吗

远视是可以手术的，通常远视矫正最高度数是 +6.00D。

很多患者将远视和老花混为一谈。远视是指当调节放松时，平行光线经过眼的屈光系统后，聚焦在视网膜之后。而老花眼是指随着年龄增长，晶状体逐渐硬化，弹性减弱，睫状肌的功能逐渐减低，从而引起眼的调节功能逐渐下降。在 40—45 岁开始出现阅读等近距离工作困难，是一种由于年龄增长所致的生理性调节减弱。在初期，感觉将目标放得远些才能看清，在光线不足时更为明显，随着年龄的增长，这种现象逐渐加重。而远视是视远、视近时均不清楚，但视近时更加不清楚。

激光治疗远视，就是指通过激光手术的方式来改善眼的远视的屈光度，主要是针对于成年人，治疗范围在 +6.00D 以内

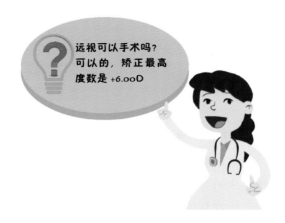

的远视，可以通过角膜激光手术的方式来矫正。原理是很简单的，就是指通过准分子激光或者飞秒激光这种手段，改变角膜旁中心部和周边部，使角膜中央变陡，曲率半径变小，屈光力增强，外界物体的物像焦点移到视网膜上，成像清晰后达到矫正远视的目的。

 ## 5. 近视又有弱视可以手术吗

近视伴有弱视的情况下需要患者对于术后效果有清楚认知，弱视患者矫正视力是达不到正常的，手术后也是如此，只能达到其术前戴镜的最佳矫正视力。因此，若期望术后视力正常，恐怕不适合手术。

 ## 6. 瘢痕体质可以做近视手术吗

瘢痕体质患者不建议选择角膜屈光手术中的表层类手术切

削模式，如 Epi-LASIK 和 TransPRK，但对于半飞秒、全飞秒及 ICL 等手术方式不影响。

 ## 7. 长期的过敏性结膜炎可以做近视激光手术吗

可以手术。过敏性结膜炎又称为变态反应性结膜炎，是结膜对外界变应原产生的一种超敏反应。季节性和常年性变应原都可触发变应性免疫反应。季节性变应原包括：树的花粉、草类、杂草花粉和室外真菌等。常年变应原有尘螨、室内真菌和动物皮屑（多为猫和犬）等。手术前需要经过规范治疗，局部甚至全身用药，待过敏症状完全控制并稳定、结膜及角膜检查无异常时再行手术矫正。

 ## 8. 角膜营养不良可以手术吗

不建议手术。角膜营养不良临床有多种类型，为一系列与家族遗传有关的原发性进行性角膜病变的总称。该病多数为常染色体显性遗传；原发于角膜，很少伴随其他眼部病变或全身病变；起病大多在 20 岁以前；多侵犯角膜中央，双眼对称；病程缓慢，病变区多无新生血管生长；开始只侵犯角膜的某一层；晚期可波及邻近层次，甚至影响全层角膜；药物治疗无效。有的患者早期无症状，视力无影响，但激光切削会激发角膜病变，病情甚至快速进展，因此是角膜屈光手术的禁忌证。

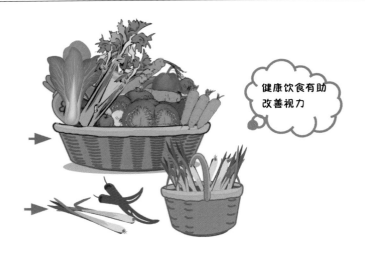

健康饮食有助
改善视力

 9. 紫外线过敏可以手术吗

可以手术，紫外线过敏是日光作用于人体所引起的异常光变态性反应，光变态性反应是一种免疫性反应，人体中只要有少量的光感物质，经紫外线照射即会发生反应，表现为面、颈、前臂、身侧、手背等易暴露部位出现红斑、丘疹、风团或水疱样皮疹，经日光照射后，皮损明显加重，瘙痒感加剧。皮疹常反复发作，日久则发生苔藓样改变，色素沉着。以春、夏、秋季症状尤为严重，也称日光性皮炎。近视激光手术主要包括准分子激光和飞秒激光，准分子激光属于远紫外线的冷激光。飞秒激光是一种脉冲形式运转的红外线激光，目前用于角膜手术的波长为1053nm。以上两种激光与紫外线不同，紫外线过敏的患者需药物控制病情稳定后方可手术。

10. 重度干眼症患者可以做近视激光手术吗

　　干眼症是指任何原因造成的泪液质或量异常或动力学异常，导致泪膜稳定性下降，并伴有眼部不适和（或）眼表组织病变特征的多种疾病的总称。常见症状包括：眼睛干涩、容易疲倦、眼痒、有异物感、痛灼热感、分泌物黏稠、怕风、畏光、对外界刺激很敏感；有时眼睛太干，基本泪液不足，反而刺激反射性泪液分泌，而造成常常流泪；较严重者眼会红肿、充血、角质化、角膜上皮破损而有丝状物黏附，这种损伤日久则可造成角结膜病变，并会影响视力。

　　当患有重度干眼症的患者不建议选择近视激光手术，此类患者因泪膜的异常，角膜往往不健康，所以术后症状会加重。但此类患者若眼部其他条件允许可选择 ICL 手术方式。

 11. 孕期可以手术吗

　　孕期不建议手术。因女性怀孕时激素的波动会导致视力变化。怀孕期间激素增加屈光度可能会发生轻微波动，导致视力

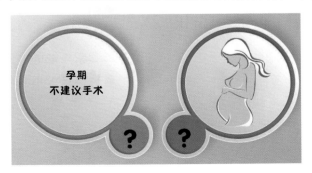

不稳定，产后激素水平下降，视力又会恢复正常。准妈妈因黄体素分泌量增加及电解质的不平衡，容易引起角膜及晶状体内水分增加，形成角膜轻度水肿，其眼角膜的厚度平均可增加约3%，而且越到怀孕晚期越明显，也是导致近视度数改变的原因之一。

需要提醒的是，太大的视力变化可能是糖尿病和高血压的表现，所以不要掉以轻心。

此外，术后需要局部点用抗生素、糖皮质激素等药物，为避免对胎儿影响，不建议孕期手术。

 ## 12. 哺乳期可以手术吗

哺乳期时体内激素的分泌会改变患者的屈光力，同时某些药物可能会通过母体传给婴儿，因此哺乳期暂不考虑手术。

 ## 13. 长时间佩戴隐形眼镜可以手术吗

可以手术，因长时间佩戴角膜接触镜的患者会引起眼表异

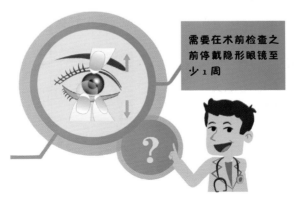

需要在术前检查之前停戴隐形眼镜至少1周

常及角膜形态的改变。对于佩戴软性角膜接触镜的患者，需要在术前检查之前停戴隐形眼镜至少 1～2 周；长期佩戴硬性角膜接触镜的患者，需要在术前检查之前停戴至少 1 个月；长期佩戴角膜塑形镜的患者，需要更长时间的停戴，要求至少 3 个月以上。

 14. 眼球震颤可以做近视手术吗

眼球震颤（nystagmus，NY）是一种不自主、有节律性、往返摆动的眼球运动。方向分为水平型、垂直型、旋转型等，以水平型为常见。通常以快相方向表示眼球震颤方向，快相为代偿性恢复注视位的运动，简称眼震。常由视觉系统、眼外肌、内耳迷路及中枢神经系统的疾病引起。是否可以做近视手术需要医生根据眼球震颤的程度决定。轻微的或者隐性的眼球震颤患者，术中通过医生的辅助，可以很好地注视目标灯光，保证激光切削的准确性的患者可以手术。

 15. 有飞蚊症可以做近视手术吗

此类患者临床症状"眼前飞蚊"的表现实际是玻璃体混浊的影响，无论是激光角膜切削还是 ICL 晶体植入手术，原则都不会影响到玻璃体，可以手术。但飞蚊症患者在屈光手术之前需要散瞳检查眼底，确保视网膜无影响手术操作的病理性改变。

16. 色盲、色弱可以做近视手术吗

色盲、色弱也称之为色觉障碍，主要指的就是患者对颜色的辨认能力低，对颜色完全都不能够分辨，这种疾病对其身体健康没有影响，是眼底或者视觉神经通路异常，与屈光介质无直接关系，是可以手术的。但手术仅仅改变屈光状态，并不能矫正色盲或者色弱的问题。

 ## 17. 糖尿病患者可以做近视手术吗

糖尿病是一组以高血糖为特征的代谢性疾病。高血糖则是由于胰岛素分泌缺陷或其生物作用受损，或两者兼有引起。长期存在的高血糖，导致各种组织，特别是眼、肾、心脏、血管、神经的慢性损害、功能障碍。眼部并发症主要有糖尿病视网膜病变、葡萄膜炎、白内障、近视等。

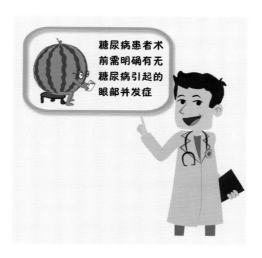

糖尿病引起的近视，一般与血糖波动有关，例如一些无近视眼或近视眼患者突然出现近视增加，血糖的突然升高引起晶体渗透压的变化，晶状体膨胀，引起近视状态，如果治疗后血糖迅速下降，渗透压迅速下降，晶状体突然变平，也会引起相对远视，这是糖尿病患者屈光状态的改变。此类患者需血糖控制稳定后再行近视手术。

糖尿病患者手术之前需要明确有无糖尿病所引起的眼部并发症，如白内障、糖尿视网膜病变等，若其严重影响视力，屈光手术效果将不理想。

18. 高血压患者可以做近视手术吗

高血压患者能否做近视手术要根据患者血压控制情况及是否有高血压视网膜病变而定。高血压是一种全身性的疾病，它不仅能引起心脏或脑血管的疾病，也可引起眼部并发症。如果血压控制不理想，可能会出现高血压视网膜病变，严重影响视

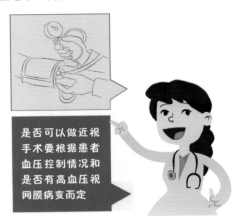

是否可以做近视手术要根据患者血压控制情况和是否有高血压视网膜病变而定

力时就不能做近视眼手术。即使高血压患者不做近视眼手术，也要定期做眼底筛查，了解自己的眼部情况，一旦发现有眼底病变，要及时治疗。眼底病变治疗好后，如患者还想摘掉眼镜，也可到医院选择有经验的医生，做近视眼手术。在手术方案选择上如果近视度数不高的情况下，可选择表层手术或全飞秒手术。

 ## 19. 甲亢患者可以做近视手术吗

甲状腺功能亢进症简称"甲亢"，是由于甲状腺合成释放过多的甲状腺激素，造成机体代谢亢进和交感神经兴奋，引起心悸、出汗、进食和便次增多、体重减轻的病症。多数患者还常同时有突眼、眼睑水肿、视力减退等症状。

甲亢不是手术的绝对禁忌证。患者近视稳定、甲状腺相关指标维持正常后，且没有眼部的并发症，是可以做手术的。

 ## 20. 眼底病变患者可以做近视手术吗

眼底病变种类繁多，病变的性质、位置、程度不同，对于视力的影响也不同。一般建议先治疗眼底病变，再考虑行近视手术。如果眼底病变较严重，矫正视力不能提高，则不建议行近视手术。

 ## 21. 青光眼患者可以做近视手术吗

青光眼（glaucoma）是一组以视盘萎缩及凹陷、视野缺损及视力下降为共同特征的疾病，病理性眼压增高、视神经供血不足是其发病的原发危险因素，视神经对压力损害的耐受性也与青光眼的发生和发展有关。

　　未得到控制的青光眼是绝对手术禁忌证，青光眼有多种类型，且需要长期随访眼压、视力、视野等项目，来调整治疗方案，而角膜屈光手术后眼压监测会受到干扰，因此青光眼患者不建议做近视手术。

第10章 屈光手术患者的常见问题

 1. 近视激光手术安全吗

近视屈光手术自 1987 年出现以来，已经经过了 30 余年的发展，近视激光角膜屈光手术术式通常分为：激光板层角膜屈光手术和激光表层角膜屈光手术。除了部分如圆锥角膜或疑似圆锥角膜、眼部活动性感染、超高度近视等情况，经过术前详细的检查和筛查，对于绝大部分人来说近视屈光手术是安全的。

 2. 近视激光手术会有后遗症吗

近视激光角膜屈光手术后总体的安全性十分可靠，其后遗症总体发生率较低，可以分为角膜本身并发症和光学并发症，程度有重有轻，部分症状随着时间延长可逐渐减轻或消失。角膜本身的并发症：非感染性弥散性层间角膜炎，也称角膜板层间撒哈拉反应；出现干眼症状或使原有干眼症状恶化，角膜知觉下降，复发性角膜糜烂，单纯疱疹病毒性角膜炎复发，角膜雾状混浊（haze）、瘢痕早期或延迟。光学方面的不良反应和并发症有：有症状的屈光度数矫正不足或过矫；屈光状态回退；最佳矫正视力下降；视觉干扰，包括一过性或永久性眩光或光晕，尤其在夜间的视力下降；对比敏感度降低；产生规则或不规则散光；产生屈光参差；过早需要佩戴阅读镜。

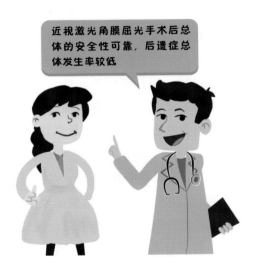

近视激光角膜屈光手术后总体的安全性可靠，后遗症总体发生率较低

 3. 术后会反弹吗

　　角膜屈光手术方案是针对当前的近视度数和角膜形态来拟定的，是一种个体化方案，但近视的状态是一直存在的，角膜屈光手术只是通过切削角膜改变角膜的屈光状态。近视并不会因为做完角膜屈光手术而改变，因此角膜屈光术的患者需要排除屈光状态不稳定的人，且角膜屈光术后仍要注意用眼习惯，过度劳累用眼仍然会加剧近视度数的增加，就会出现术后的"反

弹"。这种"反弹"实际上并不是角膜屈光术后角膜屈光状态不稳定导致，而是近视度数增加，超出了角膜屈光手术所能矫正的度数，此时可以佩戴相应度数的眼镜或者行角膜的二次屈光手术。

 4. 近视激光手术会导致圆锥角膜吗

圆锥角膜是一种以角膜中央或旁中央向前凸起、变薄为特征的角膜扩张性疾病，好发于青春期，多引起角膜不规则散光、视力下降甚至角膜水肿、穿孔或瘢痕，是一种重要的致盲性眼病。角膜屈光手术通过切削角膜改变角膜屈光状态，使得角膜厚度变薄。角膜屈光手术是依据矫正度数来计算切削角膜的量，近视度数越高，所切削的角膜厚度越多。正常人的角膜厚度为550μm，研究表明保留角膜基质在250μm以上对于正常人来说是安全的，不会导致圆锥角膜，这是角膜屈光手术的理论基础。但是对于圆锥角膜患者、疑似为圆锥角膜，以及高度近视和角膜厚度相对薄的人来说是不适宜的，这就需要术前详细和完备的检查来将这部分人群与正常人群区分开。

 5. 近视激光手术需要多长时间

角膜屈光手术可以依据手术原理和手术方法可以分为以下两大类：激光板层角膜屈光手术和激光表层角膜屈光手术，当下的主流术式为飞秒激光辅助准分子激光原位角膜磨镶术 (femtosecond laser in situ keratomileusis，FS-LASIK)、飞秒激光小切口角膜基质微透镜取出术 (small incision lenticule extraction，

Femto-SMILE)、经上皮准分子激光屈光性角膜切削术（Trans-Epithelial photorefractive keratectomy，TransPRK），根据角膜屈光术式、术者的不同及患者的配合程度，具体的手术时间难以确定，一般都在 10 ～ 20 分钟完成。

 ## 6. 近视激光手术越贵越好吗

角膜屈光手术目前主流的术式虽然价格上有差异，但是其安全性和有效性并没有差异。角膜屈光手术的不同术式有各自的优点和不足，因此需要考虑屈光手术患者的眼表情况和实际生活情况，例如，TransPRK 对于近视度数低、需要长时间办公室工作的人来说更友好；但对于长期户外工作的人来说，考虑到术后长时间的紫外线暴露，建议选用其他术式。因此在角膜屈光手术的术式选择上，符合自身的才是最好的，只选对的，不选贵的。

 ## 7. 哪种手术方式最安全

角膜屈光手术经历了几十年的发展和改进，即使屈光手术术式有所不同，只要手术患者术前经过仔细的检查并且符合手术标准，医师按规定步骤、程序实施手术，其安全性和有效性都能够得到保证。

 ## 8. 哪种手术方式恢复最快

角膜屈光手术的主流术式主要有飞秒激光辅助准分子激

光原位角膜磨镶术（femtosecond laser in situ keratomileusis，FS-LASIK）、飞秒激光小切口微透镜切除术（small incision lenticule extraction，SMILE）、经上皮准分子激光屈光性角膜切削术（Trans-Epithelial photorefractive keratectomy，TransPRK），SMILE 手术对于角膜前表面损伤相对较小，术后恢复最快，FS-LASIK 对于角膜的损伤次之，TransPRK 会切削角膜前表面的上皮，术后需要佩戴角膜绷带镜改善眼部刺激症状，帮助角膜上皮的恢复，总体恢复时间较长。

 9. ICL 是什么手术

ICL 全称是有晶体眼后房型人工晶体植入术（implantable collamer lens，ICL），通过透明角膜切口将带有近视和散光矫正的人工晶体植入后房，进而达到脱镜的目的。

 10. 如果不想做角膜激光就可以选择 ICL 手术吗

ICL 手术主要针对的是角膜厚度相对不足的高度近视患者，且 ICL 属于内眼手术，需要将屈光晶体植入眼内，也有可能引发并发性白内障等问题，因此在角膜情况符合角膜屈光手术时，不优先推荐 ICL 手术。

 11. 手术后需要长期使用眼药水吗

角膜屈光手术术后需要在较长时间内使用眼药水，依据术

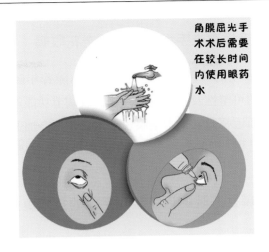

式及术后眼前节反应的不同，具体使用眼药的时间稍有不同，大部分眼药使用时间在 1～3 个月，激光表层角膜屈光手术的药物使用时间较板层角膜手术的药物使用时间长，约为 4 个月。对于术后出现 haze 等并发症的情况，药物使用的时间还可能适当延长。

 ## 12. 近视激光手术需要住院吗

近视激光手术不需要住院，属于门诊手术，按预定好的时间到达医院，手术做完休息片刻即可离开。

 ## 13. 手术后是否还会患白内障、青光眼

角膜屈光手术属于眼表手术，所有的手术操作在角膜表面，不进入眼内，因此并不会增加或减少白内障、青光眼的发生概率。

14. 近视激光手术后还会有老花眼吗

老花眼发生的原因主要是人的晶状体随着年龄增长逐渐硬化，晶状体的可塑性及弹性逐渐减弱，故调节功能逐渐减弱而产生老花眼，而近视激光手术是眼表手术，并不会加速或者减缓晶状体老化的进程，因此当到达一定年龄后仍然会有老花眼的发生。

 15. 哪些医院的近视激光手术的技术更好

角膜屈光手术经历了几十年的发展和改进，不同的屈光手术术式的流程和筛查标准已经有相应的标准，只要手术的医院有相应资质可以开展此类手术，医师经过严格的培训，且能按照屈光手术的步骤、无菌操作的标准，都可以达到手术的目的，即使屈光手术术式有所不同，其安全性和有效性都能够得到保证。

 16. 近视手术是否可以报销

近视手术主要针对的是有摘镜需求的近视人群，只能算是近视的一种矫正手术，并不是治疗性手段，因此医保针对此类手术不给予报销。

 17. 手术当天可以一个人去吗

在角膜屈光手术术后的较短时间内会出现一过性黑矇、视物模糊或眩光，经过休息后可好转，理论上手术当天可以一个

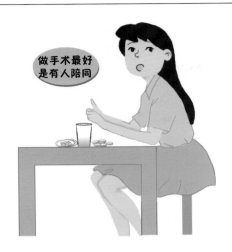

人完成，考虑到术后的视物模糊和往返医院的交通，最好是有人陪同前往。

 18. 术中如何配合医生

术中要保持比较舒适的平位，双手平放在身体两侧并保持不动，在整个手术过程中，尽量不眨眼，保持眼球的稳定。在手术操作关键步骤，保持好眼球的注视位，盯好引导灯（一般为绿色的闪烁点），要注意医生的指导，必要时屏住呼吸，保持眼球的稳定。

 19. 近视激光手术能做的度数范围

在眼科检查和角膜厚度都允许的情况下，做激光表层角膜屈光手术，建议屈光度数≤ − 8.00 D；FS-LASIK 术式的板层角膜屈光手术可以矫正的度数为：近视 ≤ − 12.00 D，散光 ≤ 6.00 D，远视 ≤ +6.00 D。对于 SMILE 这种采用仅以飞秒激光完成角膜基质微透镜并取出术式者，建议矫正屈光度数球镜与柱镜之和 ≤ − 10.00 D。

 ## 20. 什么样的年龄能做近视激光手术

一般的角膜屈光手术患者要求是年龄 ≥ 18 周岁，如择业要求、高度屈光参差、角膜疾病需要激光治疗等，同时患者本人有摘镜愿望，屈光状态稳定，且相关眼科检查合格，才能做近视激光手术。

 ## 21. 近视激光手术如果失败了会有什么样的结果

在角膜屈光手术过程中，由于患者紧张、术中配合差、负压失吸等原因导致不能完成拟定的手术步骤，或者在术后出现了垂直气泡、碎瓣等情况无法继续手术，应当考虑推迟手术日期，重新制订手术术式及方案。角膜屈光手术作为一种非必要的手术，其安全性是首要考虑的问题，因此当术中出现一些严重的并发症，在综合各方面情况，适时停止手术是有必要的。

 ## 22. 为什么眼科医生不做近视手术

角膜屈光手术可以将近视患者的屈光状态由近视变为正视状态，近视人群可以获得很好的生活和工作状态，但对于眼科

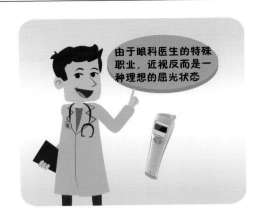

医生来说，需要长期从事显微操作和视近工作，若正视眼长期从事此类工作，需要不断调节眼的屈光状态来适应视近工作，长此以往会觉得眼睛十分疲劳，而近视恰好提供了一种理想的屈光状态，长期视近而不需要调节，不会增加视疲劳。而且部分医生情况也不满足手术的指征。

 ## 23. 所有人都可以做近视激光手术吗

　　不是所有人都能做近视手术，近视手术术前需要经过完善的检查来排除角膜过薄、圆锥角膜等其他不适合角膜屈光手术的问题，只有术前检查提示没有问题，才能拟定方案，实施近视激光手术。如有以下禁忌证是不能行手术的。①全身有自身免疫系统疾病；②严重眼附属器疾病；③严重眼表疾病；④内眼疾病；⑤临床前期及临床期圆锥角膜；⑥眼部有活动性感染；⑦进行性近视；⑧心理障碍者。

24. 近视激光手术痛吗

在近视激光手术的术前和术中，医护人员会使用表面麻醉药物使角膜暂时失去知觉，所以整个术中不会感觉到痛感，待术后麻醉药物有效时间过去，术眼可能会有轻微的不适，如流泪、畏光、异物感、视物模糊、眼酸涩等。

 ### 25. 近视手术有没有一个合适的季节

近视手术在任何季节都可以做，对季节没有特殊要求，整个手术时间在 10 ～ 20 分钟，且整个手术室环境是湿度、温度等条件相对恒定的环境，并配有层流净化设备，可以保证手术所需的无尘环境。

 ### 26. 近视手术前抽血检查是必要的吗

角膜屈光手术属于眼表手术，术中基本没有出血，所用的飞秒、准分子等大型设备与患者没有接触，存在接触的地方全部采用一次性灭菌耗材，专人专用，手术器械也是专人专用，加之手术室的层流环境，因此手术室内的交叉感染概率基本为零。不同医院对于近视手术的抽血检查要求有所差异，是否抽血检查需要咨询具体医院。另外对于 ICL，此项检查是必需的。

 ### 27. 手术中如果眨眼怎么办

手术过程中，术者会使用开睑器撑开上下眼睑，加之负压吸引稳定眼球，此时只要不是剧烈用力眨眼，都不会对手术造成影响。

 ### 28. 双眼近视，可以先只做一只眼吗

如果患者强烈要求，理论上是可以的。但是作为眼科医师并不建议这么做，将一只眼矫正到正视，另一只眼仍保留近视状态，人为地造成屈光参差，当相差度数达到 2.50D 以上，就会出现明显的症状，因此，虽然可以做一只眼，但专科医师并不建议。

 ### 29. 如果有斜视，先做近视还是先做斜视手术

对于儿童和屈光状态不稳定及伴有弱视的患者不建议做角膜屈光手术，但可以做斜视手术。其次要鉴别斜视的成因，如果是屈光性原因导致的斜视，可以先行角膜屈光手术，术后观察半年到一年，再考虑做斜视手术；如果是非屈光性原因导致的斜视，可以先行斜视手术，术后观察半年到一年，再进行角膜形态和屈光状态评估后，再考虑行角膜屈光手术。

 ### 30. ICL 术后再次近视，还能做激光手术吗

可以的，但仍需要在术前完善相关检查，遵循激光角膜手术的总体原则，排除相关禁忌证，才能确定手术方案。

第11章 角膜屈光手术的术后观察

1. 术后观察指标

术后常规观察指标包括视力、眼压、屈光度、角膜透明度、角膜伤口愈合状态、角膜形态；其他特殊检查项目包括对于高度近视患者需要定期随访眼底（如眼底照相，OCT）、部分眼调节功能异常患者术后检查双眼视功能等。

2. 患者的自我管理与观察

患者术后早期注意避免过度近距离用眼，按时点药，按要求随访，观察眼有无不适，视力恢复情况，夜间视觉感受，以便发现问题及时就诊。

第12章 角膜屈光手术的并发症及处理

1. 术后出现角膜瓣下异物如何处理

角膜瓣下出现异物需要根据异物大小，位置等决定是否需要二次瓣下冲洗治疗。少量的层间周边异物通常无须处理，术中需要将明显的碎屑冲洗干净，尤其在视轴区，或有可能引起角膜炎症反应的异物，应当返回手术室，打开角膜瓣彻底冲洗干净异物。

2. 术后出现角膜瓣皱褶怎么办

激光角膜板层屈光术后，角膜瓣的皱褶前弹力层或上皮基底膜或瓣全层出现形态不一、程度不同的细条纹结构，临床表现为异物感、眩光、视物模糊、单眼复视、裸眼视力和最佳矫正视力均下降。目前认为，在皱褶早期处理效果较好，若处理不当会引起角膜瓣溶解、角膜上皮内生等情况。角膜瓣皱褶可分为三级，Ⅰ级皱褶细小平行视力未受影响则可不做任何处理。Ⅱ级和Ⅲ级皱褶位于光学区或最佳矫正视力下降，需早期立即处理。处理为，重新掀开角膜瓣，使用 BSS 浸泡 30～60 秒，使角膜瓣因水肿而展平，瓣下冲洗，重新复位，佩戴角膜绷带镜，保护角膜减少皱褶。

 ### 3. 术后出现角膜上皮植入怎么办

角膜瓣下上皮植入是屈光性角膜手术后角膜板层间上皮细胞的聚集，是板层屈光术后常见的并发症，发生率约 14%。上皮植入会导致角膜瓣溶解变薄、不均匀，角膜瘢痕，角膜云翳；轻度会引起最佳矫正视力轻度下降，或像差增大，病变进展达到视轴区者最佳矫正视力显著下降。上皮植入的临床过程通常不可预测，积极掀瓣刮除植入上皮和局部 PTK 治疗是使患者恢复视力的首选治疗手段。

 ### 4. 术后出现 DLK 如何处理

术后会有一定比例患者出现撒哈拉层间反应，即 DLK，又称为非特异性弥漫性板层角膜炎，其病因目前还不是十分清楚，一些学者认为手术时引入板层间界面的污染刺激形成的，可根据严重程度分为四期。第Ⅰ期和第Ⅱ期 DLK 呈现为自限性过程，可采用皮质类固醇眼液进行积极治疗。如果已经进展至Ⅲ期及Ⅲ期以上 DLK 可导致患者视力迅速下降，角膜中夹层间混浊呈车轮状，中央角膜变薄，角膜局部溶解，出现远视和散光。

此时需要掀开角膜瓣，刮除聚集颗粒做细菌培养排出感染和糖皮质激素冲击治疗有效，治疗后多数患者或多或少会留下角膜永久性的混浊、角膜变薄及远视，裸眼视力多下降视力表 3 行以上，患者可行激光表层角膜屈光手术加强治疗。

 ## 5. 术后发生角膜感染、穿孔怎么办

术后角膜感染属于严重并发症，症状包括眼红、分泌物增多、眼痛、视力减退。可急性起病，也可呈渐进性发展。轻微的周边表层的浸润感染可以频点广谱抗生素眼药水，如氟喹诺酮类或者强化抗生素，较重深层或中央表层浸润，应当立即做细菌培养并进行积极治疗。对于瓣下的浸润，需要掀开角膜瓣，取局部浸润病变做细菌培养，用抗生素层间冲洗，然后复位角膜瓣。术后需要局部频点广谱抗生素眼药水。根据患者具体情况，也可能使用对非典型分枝杆菌敏感的抗生素。对所有存在可疑感染的患者，都需要密切随访。如果感染进展，对抗生素治疗不敏感或瓣坏死，则需要将角膜瓣去除。因瓣的存在可能影响抗生素治疗效果。若不幸角膜穿孔，则需要根据穿孔程度，感染控制情况，选择佩戴角膜绷带镜或者角膜移植手术治疗。

SMILE 的角膜感染细菌在角膜帽下囊袋内快速、弥漫、隐秘生长，无法局部及时清除，因此起病急，角膜尤其角膜帽溶解坏死速度快，浸润可达深层基质，前房积脓，预后极差，最终严重影响视力和外观。该并发症诊断不难，但治疗棘手。可局部和全身联合足量应用广谱抗生素，眼部给予睫状肌麻痹药物和糖皮质激素（晚期恢复阶段），以减轻瘢痕程度。约 1 个

月可控制炎性反应，但激光角膜屈光手术区域全部混浊，严重影响视力，最终需行全层或深板层角膜移植手术。

 ### 6. 术后出现过矫、欠矫如何处理

若出现未矫正的屈光不正，且术后因屈光异常对视力不满，并有确切稳定的屈光度结果可考虑再次手术。残余的屈光度数通过个性化的激光方案或者合理的切开手术可以去除。

裸眼视力不是判定患者是否需要再次手术的唯一因素。应仔细考虑患者症状，结合详细的验光，包括散瞳和非散瞳两种，才能保证达到二次手术后最理想的屈光结果。患者二次手术时机应为术后 3 个月以上且首次手术无并发症发生、屈光度、角膜厚度够厚、角膜形态稳定及角膜解剖结构无异常方可进行二次手术。

如果术后角膜厚度及角膜曲率足够，则可矫正残余近视、远视及规则散光。若存在不规则散光、剩余基质床厚度不足、角膜非常陡峭或非常平则可能无法矫正。

 ### 7. 术后用药过程中出现激素性青光眼怎么办

部分患者对于皮质类固醇药物比较敏感，因此在术后随访中需要常规监测眼压。出现激素类青光眼患者首先需要停用皮质类固醇药物，使用可替代的非甾体抗炎药，同时给予抗青光眼药物，严密观察病情变化，使眼压尽快恢复正常。

8. 术中配合不佳，激光切削偏离中心怎么办

患者由于紧张等原因，可能出现眼固视差，配合不佳的情况，有时会导致激光偏心切削。偏中心的激光切削会导致高阶像差，患者会出现裸眼视力下降、视物模糊、重影、暗环境下视力下降、眩光和光晕等。已经出现偏心切削的患者，不急于进行二次手术，需要等到角膜形态稳定后再考虑二次手术。偏心切削的二次手术可在波前像差引导下，或者角膜地形图引导下进行才能完全解决这一类角膜不规则的情况。若角膜条件不允许二次修正，可考虑后期佩戴硬性角膜接触镜（RGP），可一定程度改善视觉质量。

一般设备的眼球追踪定位技术可以保证激光切削不发生偏中心，或者在发生偏中心时停止进程；目前的设备还有 Z 轴的追踪。所以术中的配合很重要，对于偏中心的预防比治疗更重要。

 ### 9. 术后出现视物不平衡怎么办

术后双眼视力不平衡，可能是由于术前存在屈光参差，部分患者双眼视功能较差，术后双眼视力恢复会出现不一致、不平衡的现象，多加训练，多用双眼视物，加强双眼视觉刺激，均会有所改善。术后一段时间内的视力波动对于很多患者来说是正常现象，配合医生经过一定方式的锻炼，多用眼，正确用眼，耐心地等待，视力波动的现象都会改善。

大于 40 岁的人群，手术设计更倾向单眼视：如双眼不平衡，主视眼看远、非主视眼看近，以减轻调节力下降带来的视近功

能下降（老花眼）而减少对眼镜的依赖。

还有部分比较敏感的人，双眼有比较就会有差异，经医生确认无器质性问题后主张双眼同时视，充分发挥大脑融合功能完成双眼单视。双眼视力恢复各有快慢，不刻意比较，以免加重不必要的焦虑，尽量双眼同时视，能更快地重建术后双眼视功能。

 ## 10. 术后出现角膜瘢痕怎么办

角膜瘢痕多见于角膜瓣过薄，不规则时，仍继续激光切削，正确处理应立即停止手术。如出现瘢痕可在角膜厚度足够且瘢痕轻者可一年后行 PTK 术。

 ## 11. 飞秒激光制瓣时出现负压丢失如何处理

对于微型角膜刀 LASIK 手术，负压吸引的脱失通常会造成角膜瓣相关的严重并发症，基本上会导致手术终止。而飞秒 LASIK 术中的负压吸引脱失则通常不会造成严重的角膜瓣并发症，通常在使用如 VisuMax 这类负压较低的系统时更容易出现，具体的处理取决于使用的系统及负压吸引脱失发生的时机。以 VisuMax 为例，在通过角膜板层的早期发生负压吸引的脱失，可以在不调整参数的前提下重新开始；而开始侧切前发生负压吸引脱失时，如果不确定共轴性的情况，则将角膜瓣的直径减小 0.25 ～ 0.50mm 即可。

12. 飞秒激光制瓣时出现气泡如何处理

垂直气体突破 (vertical gas breakthrough，VGB)。VGB 是飞秒 LASIK 术中并发症之一，是指由飞秒激光产生的空泡进入了角膜瓣间隙或角膜上皮下间隙。VGB 通常是由前弹力层的点状破裂导致的，而既往的角膜瘢痕、角膜磨损或上皮疏松（包括地图 - 点状 - 指纹状上皮营养不良），以及角膜瓣过薄都有可能导致前弹力层的点状破裂，进而导致 VGB。空泡部分突破角膜上皮时呈现灰白色的外观，而完全突破时则呈现暗黑色，同时空泡经角膜上皮溢出时还会造成局部"纽扣洞"样的改变。尽管既往角膜瘢痕容易导致 VGB 的出现，病毒感染后钱币状的瘢痕却一般不会造成 VGB。针对 VGB 的处置，最好的办法就是避免其发生。由于患者通常不会主动提供既往角膜感染或损伤的病史，行飞秒 LASIK 术前，术者应仔细检查角膜有无瘢痕。术中一旦发生 VGB，如果是完全的空泡突破，尤其是在覆盖或者接近视轴的区域，应终止手术避免掀起角膜瓣，而应行表面切削，改用微角膜刀增加切削深度至少 40 ～ 50μm。

 ## 13. 近视手术后眼压低如何处理

正常眼压值是按照角膜厚度（约 500μm）的标准测定的，正常值在 10 ～ 21mmHg 中央角膜厚度会影响压平眼压、压限眼压和气动眼压的测量值。近视手术后中央角膜厚度变薄，气动眼压的测量值就会小于实际眼压值，所以并不是术后真正意义上眼压低，临床上可使用去除角膜厚度影响的眼压测量仪进行实际测量。

 ## 14. 术后角膜扩张如何处理

角膜扩张指角膜前凸并持续变薄，类似圆锥角膜，可继发于 LASIK 或 PRK，会导致不规则散光，而且病情可能会进展。对于角膜扩张的患者，佩戴硬性透氧性角膜接触镜（RGP）可获得良好视力。角膜基质环可成功改善视力或角膜接触镜的配试状态，但不能阻止角膜扩张的进展。LASIK 术后角膜扩张也可选择角膜交联术。若无法耐受角膜接触镜，可选择角膜移植术恢复视力。

 ## 15. 术后眩光、光晕怎么办

眩光、光晕或者灯光周围的闪光感通常出现在 LASIK 术后 2～6 周，特别是在光线较暗的情况症状更为明显。这些症状通常发生在夜间开车时，症状一般于 6 周左右缓解。患者其实在术前就有类似症状，术后才注意到。症状通常会随时间推移有所改善，其原因可能与角膜重塑、神经适应、瞳孔直径变化等有关。屈光不正治疗无论是最初的欠矫、过矫或者回退，离焦都是夜间视觉问题的共同原因。简单的解决方案是仅在夜间开车时佩戴框架眼镜。当屈光度稳定时，通过加强手术可使离焦减少或消失，改善夜间视觉质量。局部点溴莫尼定滴眼液防止夜间瞳孔散大或者使用稀释的毛果芸香碱滴眼液缩小瞳孔，可显著改善部分患者的症状。

波前像差或角膜地形图引导的个性化手术也可改善眩光及光晕症状。

 ## 16. 术中发生前房气泡怎么办

气泡是飞秒激光在角膜组织中的光爆破产生的，这一并发症的出现不影响最终视力预后，但由于其会延长疗程，前房气泡可以导致患者更加焦虑。一般来说，气泡消散的时间取决于气泡的数量和大小，排出通道的通畅与否；激光能量高低等因素密切相关。通常来说至少需要 2 小时。为了明确前房气泡的情况，应嘱患者平卧位进一步检查。此外，前房气泡可能会影响准分子激光的眼追踪系统。术者可以选择等待前房气泡自行吸收，并在同一天完成角膜瓣提升的操作，也可以选择让患者第二天返回完成全部的手术流程。术者还可以考虑关闭眼追踪器以避免前房气泡的干扰，并继续行准分子激光切削，前提是患者配合度要高、能够固定眼位，同时术程不能过长。

 ## 17. 术中发生角膜瓣撕裂怎么办

角膜瓣撕裂是值得关注的 LASIK 术中并发症之一，妥善处理角膜瓣撕裂的原则包括以下几点：①通过细致的操作和合适的手术器械将角膜瓣撕裂控制在最小范围，同时需要关注角膜上皮。如果撕裂范围较小且不涉及视轴或旁中央区，一般可以通过准分子激光进行撕裂部位的切削。②妥善处理撕裂部分的边缘。③术后常规需要使用绷带镜，并需谨防角膜瓣撕裂部位的上皮内生。大多数 LASIK 术中并发症出现在角膜瓣成形过程中会影响视力，而绝大多数飞秒 LASIK 术中并发症可以被妥善处理而不影响最终的视力预后。

第13章 角膜屈光手术术后的常见问题

 1. 近视激光手术影响怀孕吗

妊娠时体内激素的分泌可能会导致患者的屈光力，近视度数不稳定，因此妊娠前后不考虑行手术。

 2. 近视激光手术可以戴美瞳吗

可以佩戴，但不建议。

一般来说建议在角膜屈光手术3个月以后再佩戴，从角膜伤口的恢复及角膜屈光度的恢复都已稳定的。美瞳属于特殊类型的隐形眼镜，虽然可以增加美感，但是它的透氧性较差，手术后早期角膜神经、组织没有完全恢复，佩戴美瞳会降低角膜透氧性，长期佩戴易引起并发症，如感染、干眼、新生血管和角膜变薄等问题。另外，美瞳内表面较粗糙，对眼睛影响大，会引起角膜上皮细胞损伤，甚至会引起细菌或阿米巴感染，引发严重的角膜溃疡。所以不主张长期戴隐形眼镜，尤其是美瞳。

 ## 3. 近视激光手术后可以坐飞机吗

可以的。现在主流的近视手术无论是激光类的还是晶体植入类的都是非常成熟的。近视激光手术的激光是属于冷激光，它只作用于角膜表层不干扰眼内的其他组织和结构，近视手术后我们的角膜基本维持在正常生理形态，乘坐飞机时气压的变化不会对眼造成伤害。但是为了预防感染等问题手术当天不建议乘坐飞机，建议术后1周稳定后再乘坐飞机。

 ## 4. 近视激光手术后多久能做双眼皮手术

常规在3个月之后可以做双眼皮手术。

其实，近视手术和双眼皮手术谁先谁后没有特别大的影响，但是两个手术一般要间隔一段时间，至少间隔3个月比较安全，我们一般推荐做完近视手术等眼表环境完全稳定之后再做双眼皮手术。

 ## 5. 术后多久能开车

依据个人视力恢复情况而定，但应避免高速开夜车和强光照射。

做完近视手术，在早期有一个恢复的过程，患者的视觉质量并不能马上达到一个最佳状态，所以我们一定要因人而异，在术后 1 周内我们一般不建议患者马上开车，但 1 周之后可根据个人的驾驶技术及眼恢复情况的不同决定是否可以开车，如果觉得自己的驾驶技术及眼部情况恢复较好可以进行驾驶，但应避免高速开夜车和强光照射。

6. 手术后能吸烟吗

不能。有研究表明，烟的焦油能使伤口周边的小血管挛缩，影响伤口的血供，从而对伤口的愈合周期及感染概率、瘢痕的概率都大大的增加，所以大家在术后恢复期要严格控烟，包括二手烟。

7. 手术后可以饮酒吗

不能。做完近视手术后短期内尽量不要饮酒，因为酒精会促进身体血液循环，导致眼部血管扩张，还可能会影响泪膜的稳定性，加重干眼的症状，从而影响角膜伤口的愈合，不利于近视手术的恢复，所以为安全起见不建议饮酒。

8. 术后可以参加跳伞、蹦极等运动吗

能否跳伞、蹦极与是否做过近视手术没有绝对性的关系，而是与近视度数有关。高度近视不建议跳伞、蹦极。通常近视的度数越深，眼轴也会越长，眼球壁相对较薄，视网膜也会相应变薄，就容易发生视网膜脱离等视网膜疾病。所以，无论是

否做过近视手术，只要是高度近视，像跳伞、蹦极、拳击这些容易引起视网膜脱离的运动不建议参加。

 ## 9. 术后可以参加游泳、潜水等运动吗

一般情况下，做完近视手术之后，建议术后 3 个月后才能游泳，主要原因是游泳池的水里面有各种病原微生物，手术后角膜伤口还没有完全愈合，应尽量避免接触这些病原微生物，以免引起急性角膜的感染及角膜外伤。

对于潜水而言，主要与近视的度数有关系，高度近视患者不建议参加潜水、跳水等极限活动。

 ## 10. 术后使用电子产品有没有限制

术后第 1 周不建议使用电子产品。为避免屈光回退，应限

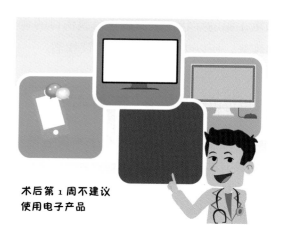

**术后第 1 周不建议
使用电子产品**

制电子产品使用，把握"20-20-20"原则，即：距离 20cm，注视 20 分钟，休息 20 秒。不管我们是否做近视手术都应该限制电子产品的使用时间，健康用眼。

 11. 近视激光术后怀孕能顺产吗

能。具体生产方式听从产科医生的安排。

做过近视眼的患者是可以顺产的，没有影响。如果是手术之前，眼近视的度数比较高，在整个怀孕与生产期间，一定要注意观察视力和眼底的变化，因为高度近视有可能带来高度近视性的眼底病变，在整个生产过程中，由于腹内压变化比较大，有可能引起视网膜的水肿、出血，或者视网膜脱离。这期间注意观察视力变化，如果一旦出现视力的下降，眼前黑影、漂浮物这些症状，要及早到医院进行眼底检查，明确是否有眼底并发症的出现，如果有需要及早处理。

 12. 近视激光术后还会视网膜脱离吗

近视按照程度分为低度近视（屈光度低于或等于 − 3.00D）、中度近视（屈光度在 − 3.00D ～ − 6.00D）和高度近视（屈光度高于 − 6.00D）。

高度近视的形成主要由遗传和环境因素导致，一般来说，大部分的高度近视称之为轴性近视，即眼轴越长，近视的度数就会越高。随着眼轴的变长可能会引起视网膜和脉络膜的变薄、变性，或产生视网膜裂孔，甚至引起视网膜脱离。近视手术后我们的眼轴及视网膜等结构并没有发生改变，需要定期检查眼底，避免参加剧烈活动，保护眼睛，预防视网膜脱离的发生。

 13. 近视激光手术是否影响以后白内障或其他眼部手术

目前临床上应用比较广的近视眼手术方式主要是在角膜上进行的激光矫正手术，手术部位主要影响的是角膜，而对眼里面的其他结构不会产生明显影响。所以从原则上讲，做过角膜激光手术的患者，在年老之后进行白内障手术本身是没有绝对禁忌证。在进行白内障手术的过程中需要更换人工晶体，手术时应注意人工晶体的测算方式及人工晶体的选择，避免人工晶体度数的测量误差而带来术后视力不理想。

 14. 术后都会患干眼症吗

干眼症是近视手术后常见的并发症。在手术中制作角膜瓣时，切断角膜感觉神经导致角膜感觉迟钝，反射性泪液分泌减少，临床症状可出现干涩、异物感、烧灼感等干眼症状，一般会在 3～6 个月恢复到基线水平。所以患者可在术后第一个月频点不含防腐剂的人工泪液。若泪液补充不足时可点人工泪液的凝胶或眼膏。目前可用 0.05% 环孢素滴眼液，2 次 / 日，可明显增加泪液分泌量，改善近视术后的眼干症状。必要时可应用泪小点栓塞术。若需要长时间用计算机工作可将计算机屏幕置于水平视线以下，保持垂眼看屏幕，冬天干燥时可放置个人用加湿器提高房间的湿度，避免通风口气流直吹眼。

15. 近视术后眼干可以一直用眼药水吗

不一定，根据检查结果而定，明确原因，根据医嘱用药。

干眼是指任何原因引起泪液质和量或动力学异常，从而导致泪膜稳定性下降，并伴有眼部不适和（或）眼表组织病变特征的多种疾病的总称。主要表现为眼表损害所致的眼部烧灼感、干涩，视疲劳等不适症状，严重者甚至可以导致视觉障碍。干眼是准分子激光术后常见的并发症之一，是影响术后视觉质量的主要因素。

故在临床工作中我们应注意以下几点：①术前做好干眼症的筛查工作，较严重的干眼症为手术禁忌。②术中尽量缩短负压吸引的时间以减少结膜损伤。③动作轻柔，避免眼表上皮细胞受损。④术后使用不含防腐剂的滴眼液，常规使用人工泪液3个月以改善眼部症状，提高视觉质量。

16. 近视激光术后可以参军吗

近视眼手术后能当兵，目前我国的军人可以通过角膜激光手术矫正近视后入伍。

其特殊的工种、特殊的军种，对视力有要求，对手术也有要求。目前军人不建议做眼内晶体手术，可以做角膜屈光手术。

但前提是在征兵体检前6个月行角膜屈光手术，定期复查后无任何并发症的发生，单眼裸眼视力提高到4.8且无眼底及其他眼部或全身疾病。

 ### 17. 术后如果再次近视，可以再次手术吗

近视眼手术只是改变了一个戴眼镜的方法，并没有解决近视眼本身的性质，适合于年满 18 岁，而且度数比较稳定，连续 2 年内增长不超过 50 度的患者。如果度数持续增长或者手术之后再继续疲劳用眼还是可以出现近视的。

如果再次发生近视，首次手术方式的不同处理方式也是不一样的。应遵循首次术前检查原则检查角膜厚度、角膜形态和屈光度，如果条件允许可以行二次激光手术治疗。人工晶体植入手术的患者则可考虑通过更换人工晶体或角膜屈光手术来矫正，或者是通过佩戴眼镜矫正。

 ### 18. 手术后角膜会变薄、变得凹凸不平吗

角膜屈光手术后角膜会变薄、变平，但不会变得凹凸不平。

因为近视手术不管是表层手术、半飞秒手术还是全飞秒手术，都是要去掉一定的角膜组织，使角膜变薄。在角膜上形成一个凹透镜，这样使光线能够最终聚焦在黄斑区视网膜上，可清晰的看见外界的物体。

做近视眼手术后，角膜变薄了也不用担心，因为做近视眼手术时，是留有安全的角膜厚度，并不会因为角膜变薄，引起角膜破裂或其他严重并发症。所以大家不用过多的顾虑。

19. 近视激光手术需要拆线吗

角膜屈光手术治疗屈光不正（近视、远视、散光）它包括表层屈光手术和板层屈光手术。表层屈光手术目前常用飞秒激光法去除角膜上皮层，再按照术前设定的参数发射激光切削角膜；激光完毕后佩戴角膜绷带镜，无须缝线。板层屈光手术则是通过机械刀或飞秒激光对角膜前弹力层进行分离，掀开角膜瓣按照术前设定的参数发射激光切削角膜，随后将角膜瓣复位，用海绵吸除瓣缘的水液，在空气中自然干燥，则手术完毕无须缝线。

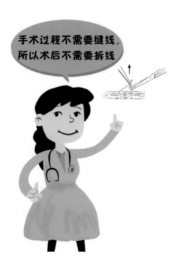

该类手术是使用激光对无血管角膜进行切削，具有准确性高、安全性高、稳定性高、手术时间短、舒适性高等优点，手术过程都不需要缝线。所以，术后均不需要拆线。

20. 近视激光术后能揉眼吗

近视激光手术，简单来说，就是使用激光对角膜进行切削，让角膜变得和眼球更加匹配，从而不用戴眼镜也能看得清楚。目前临床比较主流的有半飞秒和全飞秒激光。半飞秒激光，就是用飞秒激光先制作一个角膜瓣，然后把角膜瓣掀起来，再用准分子激光对角膜进行切削，切削结束再把角膜瓣盖回来复位。全飞秒激光，不需要制作角膜瓣，只要在角膜边缘做一个 2mm左右的切口，然后使用全飞秒激光，在角膜层间上下切削形成一个透镜，再通过小切口把透镜取出来就好了。

一般来说，在术后早期我们建议不要揉眼或进行眼部按摩，用手揉眼不但会将细菌带入眼表，还会对眼睛组织造成伤害，同时可能会导致感染、角膜瓣移位等多种并发症；眼部不适时我们可以滴入人工泪液缓解，随诊复查。

 21. 近视激光术后太阳镜需要戴多久

做完近视手术后出门时建议佩戴墨镜，这样能够有效预防眼受到紫外线的直接照射，紫外线会对眼球表面结膜、角膜、晶体及视网膜等，可造成一定损伤，而墨镜可以阻隔紫外线保护视觉。因此，国外多数人群习惯出门前佩戴墨镜，从而避免紫外线辐射所造成的白内障、翼状胬肉或眼底黄斑病变等疾病。

患者在近视眼手术后佩戴墨镜是较为正确的选择，但需明确墨镜是否具备度数。由于部分近视患者通常佩戴具有一定度数的墨镜，在手术后患者已不存在近视，此时若佩戴近视

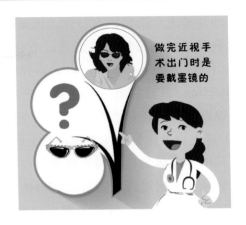

墨镜反而不利于视物，应避免佩戴具有近视度数的墨镜。若墨镜为平光，即不具备任何度数，则患者视力矫正手术后可以佩戴。

另外，手术以后短期内外出的时候都要注意避免紫外线的长时间照射。手术以后建议患者要多注意休息，避免经常熬夜，每天保证充足的睡眠时间，饮食方面可以多吃一些富含维生素的食物，平时要注意眼部卫生。

 ## 22. 做完手术后眼会不会变大

近视眼手术只是通过激光治疗的方式，进行角膜削切，改变角膜的屈光度，从而改变视力的一种手术方式，近视眼手术并不会使患者的眼变大。

一般来说，矫正近视用凹透镜（concave lens）、远视用凸透镜（convex lens），物理学中透镜成像原理告诉我们：凹透镜成像特点是正立缩小虚像、凸透镜成像是倒立放大的实像。

畸变（distortion）是光学透镜固有特性，也是透视失真的总称，凹透镜发散光线、凸透镜汇聚光线。近视镜（凹透镜）产生负向畸变（pincushion distortion），远视镜产生正向畸变（barrel distortion）。近视镜（凹透镜）产生缩小、负向畸变的物像及镜眼距（眼镜后表面与角膜顶点间的距离，一般默认 12mm）等混合效应致物体在视网膜上的成像是缩小、变形、变远，其缩小物体的比率与近视镜的度数、镜眼距等相关。近视度数越高，透过近视镜看到的物体和您的眼睛就越失真：变形、变远、变小，长期佩戴近视框镜者便习惯、适应了看"缩小＋畸变"的物像。近视手术后看到的物体大小才更接近物体实际大小，看东西"变大"属于正常现象，视野也不局限在框架里，视物范围也更大了。所以近视激光手术后看物体更真实。

所以，当我们摆脱了框架眼镜，藏在厚厚的近视镜片后被缩小、变形的"小眼睛"也得到"还原"，旁人会觉得您的眼睛更大更明亮了！

 ## 23. 所有人手术后都会出现角膜 haze 吗

一般雾状混浊（haze）发在表层屈光手术后 1 ～ 3 个月，及时处理 6 个月后逐渐消失。haze 可分为 5 级。低于 2 级 haze 不影响视力。发病机制不清，在临床上度数在 − 5.00D 时，为减轻术后 haze 形成，手术中使用 0.02% 丝裂霉素降低 haze 发生率，术后遵医嘱有规律的应用皮质类固醇激素，术后前 4 个月每个月进行角膜恢复情况复查，以便发生 haze 时能及早处理。

24. 术后如何保护好眼

（1）做完手术以后 1 周内，建议多闭眼休息，多远眺。这期间不宜做眼保健操，眼球仍在恢复中，不能碰到双眼，也不要揉眼。

（2）手术后一段时间内，眼比较容易怕光，建议要佩戴太阳镜。

（3）避免在雨天或大风扬尘天气出门，避免异物进入眼，引起感染。

（4）术后切忌"目不转睛"，要多多眨眼，这样可减少眼球暴露于空气中的时间，避免泪液蒸发，减少干眼。

（5）养成用眼的好习惯，应限制电子产品使用，把握"20-20-20"原则，即：距离 20cm，注视 20 分钟，休息 20 秒。

（6）术后遵医嘱用药，不要擅自停药，也不要擅自延长药物使用时间。

 25. 术后会出现眩光吗

眩光是指点光源（如灯泡）发散变形，感觉刺眼。近视手术以后出现眩光是比较常见的，特别是在夜间，主要的原因是患者的瞳孔比较大，如果在暗处瞳孔直径 > 7.0mm，出现眩光的概率就比较大。近视激光相当于在瞳孔对应的角膜上切削出一个小的凹透镜，这个小镜子的周边会散射光线，正常情况下小镜子的直径大于瞳孔，散射的光线不进入眼内，感觉不到。如果切削的范围小于瞳孔的直径，小镜子的周边散射光线进入眼内，引起眩光的感觉。

若患者术前近视度数过高，若采用激光治疗，切削的角膜就越多，其在角膜表面形成的"凹陷"也就越深，其斜率也越大，或者度数太大需要缩光区切削，术后也会出现眩光的情况。

同时患者手术过程中太过于紧张，手术者配合度较差，造成切削的位置有偏移，导致了激光切削边缘落在了瞳孔区也会引起眩光。所以放松心情，配合很重要。

也有可能术后患者过度关注引起的心理"假象"：有一小部分人可能术前就有一定的"眩光"，只是没在意而术后对视觉质量的关注度明显提高，往往认为是手术导致的眩光。

术后眩光更多见于近视度数较高、手术缩光区切削、暗瞳直径较大的患者。但实际工作中，并不是完全符合这个规律。也有一些度数高的人没有眩光，也有度数低的人呢反而有眩光。但一般情况下，眩光最终是可以慢慢恢复的。

 ## 26. 术后出现夜间视觉质量下降怎么办

研究表明，夜间视力下降、眩光、视物星芒状放射等术后视觉质量下降的表现，主要与手术后高阶像差增加相关。应在手术时扩大光学切削区并增加过度区，术后高阶像差的增加会更小。合理的选择手术术式如波阵面像差引导的个体化切削，可有效地控制手术源性高阶像差及避免光学并发症的产生。

27. 术后视近模糊怎么办

　　做完近视手术以后，不管是全飞秒激光，还是半飞秒激光，看近会模糊，这是正常的现象。

　　有近视眼的人在戴镜的情况下，看近处需要的调节比不戴眼镜看近处需要的调节少。戴框架眼镜的近视患者，在做完手术以后，看近处时，比手术之前戴框架眼镜时所需要的调节增加。因此就会有一部分人在手术以后出现一过性的远视漂移，表现出来类似老花眼的症状，即使还是年轻人，比如现在只有25—35 岁，依然可能会在看近处的时候出现老花眼样的症状。该症状是由于调节力需求增加，自身的调节能力还在逐步适应和调整过程当中。也因为手术以后的一过性的远视漂移所导致的叠加结果。2 ～ 3 个月，就会逐渐改善，并且逐渐消失。

　　在 40 岁以上的患者手术应选择 Clear-Q 手术方案，改善患者老花看近困难的问题，在生活、工作中，把近距离阅读距离放远，使患者更加舒服，甚至有些人过了一定的阶段，调节力完全跟不上的情况下，还要戴老花眼镜。

附录 A　手术视频

1. PRK 手术视频

2. EPI-LASIK 手术视频

3. 飞秒 -LASIK 手术视频

4. 全飞秒手术视频